"十二五"职业教育国家规划教材
经全国职业教育教材审定委员会审定

U0276211

国家卫生和计划生育委员会"十二五"规划教材
全国中等卫生职业教育教材

供护理、助产专业用　　　　第 3 版

生理学基础

主　编　朱艳平　卢爱青

副主编　柳海滨　吴　波

编　者（以姓氏笔画为序）

　　卢爱青（焦作卫生医药学校）

　　吕　昕（黑龙江护理高等专科学校）

　　朱艳平（娄底市卫生学校）

　　吴　波（广东省江门中医药学校）

　　陈　瑜（安徽省淮南卫生学校）

　　柳海滨（首都铁路卫生学校）

　　贾元红（西安市卫生学校）

　　曹滢丹（娄底市卫生学校）（兼秘书）

人民卫生出版社

图书在版编目（CIP）数据

生理学基础/朱艳平,卢爱青主编. —3 版. —北京:人民卫生出版社,2014

ISBN 978-7-117-19899-8

Ⅰ.①生… Ⅱ.①朱…②卢… Ⅲ.①人体生理学-中等专业学校-教材 Ⅳ.①R33

中国版本图书馆 CIP 数据核字(2014)第 262363 号

| 人卫社官网 | www.pmph.com | 出版物查询,在线购书 |
| 人卫医学网 | www.ipmph.com | 医学考试辅导,医学数据库服务,医学教育资源,大众健康资讯 |

生理学基础
第 3 版

主　　编:朱艳平　卢爱青
出版发行:人民卫生出版社(中继线 010-59780011)
地　　址:北京市朝阳区潘家园南里 19 号
邮　　编:100021
E - mail:pmph @ pmph.com
购书热线:010-59787592　010-59787584　010-65264830
印　　刷:保定市中画美凯印刷有限公司
经　　销:新华书店
开　　本:787×1092　1/16　印张:14
字　　数:349 千字
版　　次:2001 年 9 月第 1 版　2015 年 1 月第 3 版
　　　　　2023 年 1 月第 3 版第 19 次印刷(总第 48 次印刷)
标准书号:ISBN 978-7-117-19899-8/R·19900
定　　价:30.00 元
打击盗版举报电话:010-59787491　E - mail:WQ @ pmph.com
(凡属印装质量问题请与本社市场营销中心联系退换)

出版说明

　　为全面贯彻党的十八大和十八届三中、四中全会精神,依据《国务院关于加快发展现代职业教育的决定》要求,更好地服务于现代卫生职业教育快速发展的需要,适应卫生事业改革发展对医药卫生职业人才的需求,贯彻《医药卫生中长期人才发展规划(2011—2020年)》《现代职业教育体系建设规划(2014—2020年)》文件精神,人民卫生出版社在教育部、国家卫生和计划生育委员会的领导和支持下,按照教育部颁布的《中等职业学校专业教学标准(试行)》医药卫生类(第一辑)(简称《标准》),由全国卫生职业教育教学指导委员会(简称卫生行指委)直接指导,经过广泛的调研论证,启动了全国中等卫生职业教育第三轮规划教材修订工作。

　　本轮规划教材修订的原则:①明确人才培养目标。按照《标准》要求,本轮规划教材坚持立德树人,培养职业素养与专业知识、专业技能并重,德智体美全面发展的技能型卫生专门人才。②强化教材体系建设。紧扣《标准》,各专业设置公共基础课(含公共选修课)、专业技能课(含专业核心课、专业方向课、专业选修课);同时,结合专业岗位与执业资格考试需要,充实完善课程与教材体系,使之更加符合现代职业教育体系发展的需要。在此基础上,组织制订了各专业课程教学大纲并附于教材中,方便教学参考。③贯彻现代职教理念。体现"以就业为导向,以能力为本位,以发展技能为核心"的职教理念。理论知识强调"必需、够用";突出技能培养,提倡"做中学、学中做"的理实一体化思想,在教材中编入实训(实践)指导。④重视传统融合创新。人民卫生出版社医药卫生规划教材经过长时间的实践与积累,其中的优良传统在本轮修订中得到了很好的传承。在广泛调研的基础上,修订教材与新编教材在整体上实现了高度融合与衔接。在教材编写中,产教融合、校企合作理念得到了充分贯彻。⑤突出行业规划特性。本轮修订紧紧依靠卫生行指委,充分发挥行业机构与专家对教材的宏观规划与评审把关作用,体现了国家规划教材一贯的标准性、权威性、规范性。⑥提升服务教学能力。本轮教材修订,在主教材中设置了一系列服务教学的拓展模块;此外,教材立体化建设水平进一步提高,根据专业需要开发了配套教材、网络增值服务等,大量与课程相关的内容围绕教材形成便捷的在线数字化教学资源包,为教师提供教学素材支撑,为学生提供学习资源服务,教材的教学服务能力明显增强。

　　人民卫生出版社作为国家规划教材出版基地,获得了教育部中等职业教育专业技能课教材选题立项24个专业的立项选题资格。本轮首批启动了护理、助产、农村医学、药剂、制药技术专业教材修订,其他中职相关专业教材也将根据《标准》颁布情况陆续启动修订。

全国卫生职业教育教学指导委员会

全国中等卫生职业教育"十二五"规划教材目录

护理、助产专业

序号	教材名称	版次	课程类别	所供专业	配套教材
1	解剖学基础 *	3	专业核心课	护理、助产	√
2	生理学基础 *	3	专业核心课	护理、助产	
3	药物学基础 *	3	专业核心课	护理、助产	√
4	护理学基础 *	3	专业核心课	护理、助产	√
5	健康评估 *	2	专业核心课	护理、助产	√
6	内科护理 *	3	专业核心课	护理、助产	√
7	外科护理 *	3	专业核心课	护理、助产	√
8	妇产科护理 *	3	专业核心课	护理、助产	√
9	儿科护理 *	3	专业核心课	护理、助产	√
10	老年护理 *	3	老年护理方向	护理、助产	√
11	老年保健	1	老年护理方向	护理、助产	
12	急救护理技术	3	急救护理方向	护理、助产	√
13	重症监护技术	2	急救护理方向	护理、助产	
14	社区护理	3	社区护理方向	护理、助产	√
15	健康教育	1	社区护理方向	护理、助产	
16	解剖学基础 *	3	专业核心课	助产、护理	√
17	生理学基础 *	3	专业核心课	助产、护理	√
18	药物学基础 *	3	专业核心课	助产、护理	√
19	基础护理 *	3	专业核心课	助产、护理	√
20	健康评估 *	2	专业核心课	助产、护理	√
21	母婴护理 *	1	专业核心课	助产、护理	√

续表

序号	教材名称	版次	课程类别	所供专业	配套教材
22	儿童护理 *	1	专业核心课	助产、护理	√
23	成人护理（上册）—内外科护理 *	1	专业核心课	助产、护理	√
24	成人护理（下册）—妇科护理 *	1	专业核心课	助产、护理	√
25	产科学基础 *	3	专业核心课	助产	√
26	助产技术 *	1	专业核心课	助产	√
27	母婴保健	3	母婴保健方向	助产	√
28	遗传与优生	3	母婴保健方向	助产	
29	病理学基础	3	专业技能课	护理、助产	√
30	病原生物与免疫学基础	3	专业技能课	护理、助产	√
31	生物化学基础	3	专业技能课	护理、助产	
32	心理与精神护理	3	专业技能课	护理、助产	
33	护理技术综合实训	2	专业技能课	护理、助产	√
34	护理礼仪	3	专业技能课	护理、助产	
35	人际沟通	3	专业技能课	护理、助产	
36	中医护理	3	专业技能课	护理、助产	
37	五官科护理	3	专业技能课	护理、助产	√
38	营养与膳食	3	专业技能课	护理、助产	
39	护士人文修养	1	专业技能课	护理、助产	
40	护理伦理	1	专业技能课	护理、助产	
41	卫生法律法规	3	专业技能课	护理、助产	
42	护理管理基础	1	专业技能课	护理、助产	

农村医学专业

序号	教材名称	版次	课程类别	配套教材
1	解剖学基础 *	1	专业核心课	
2	生理学基础 *	1	专业核心课	
3	药理学基础 *	1	专业核心课	
4	诊断学基础 *	1	专业核心课	
5	内科疾病防治 *	1	专业核心课	
6	外科疾病防治 *	1	专业核心课	
7	妇产科疾病防治 *	1	专业核心课	
8	儿科疾病防治 *	1	专业核心课	
9	公共卫生学基础 *	1	专业核心课	
10	急救医学基础 *	1	专业核心课	
11	康复医学基础 *	1	专业核心课	
12	病原生物与免疫学基础	1	专业技能课	
13	病理学基础	1	专业技能课	
14	中医药学基础	1	专业技能课	
15	针灸推拿技术	1	专业技能课	
16	常用护理技术	1	专业技能课	
17	农村常用医疗实践技能实训	1	专业技能课	
18	精神病学基础	1	专业技能课	
19	实用卫生法规	1	专业技能课	
20	五官科疾病防治	1	专业技能课	
21	医学心理学基础	1	专业技能课	
22	生物化学基础	1	专业技能课	
23	医学伦理学基础	1	专业技能课	
24	传染病防治	1	专业技能课	

药剂、制药技术专业

序号	教材名称	版次	课程类别	配套教材
1	基础化学 *	1	专业核心课	
2	微生物基础 *	1	专业核心课	
3	实用医学基础 *	1	专业核心课	
4	药事法规 *	1	专业核心课	
5	药物分析技术 *	1	专业核心课	
6	药物制剂技术 *	1	专业技能课	
7	药物化学 *	1	专业技能课	
8	会计基础	1	专业技能课	
9	临床医学概要	1	专业技能课	
10	人体解剖生理学基础	1	专业技能课	
11	天然药物学基础	1	专业技能课	
12	天然药物化学基础	1	专业技能课	
13	药品储存与养护技术	1	专业技能课	
14	中医药基础	1	专业核心课	
15	药店零售与服务技术	1	专业技能课	
16	医药市场营销技术	1	专业技能课	
17	药品调剂技术	1	专业技能课	
18	医院药学概要	1	专业技能课	
19	医药商品基础	1	专业核心课	
20	药理学	1	专业技能课	

注:1. * 为"十二五"职业教育国家规划教材。

2. 全套教材配有网络增值服务。

护理专业编写说明

根据教育部的统一部署,全国卫生职业教育教学指导委员会组织全国百余所中等卫生职业教育相关院校,进行了全面、深入、细致的护理专业岗位、教育调查研究工作,制订了护理专业教学标准。标准颁布后,全国卫生行指委全力支持人民卫生出版社规划并出版助产专业国家级规划教材。

本轮教材的特点是:①体现以学生为主体、"三基五性"的教材建设与服务理念:注重融传授知识、培养能力、提高素质为一体,重视培养学生的创新、获取信息及终身学习的能力,注重对学生人文素质的培养,突出教材的启发性。②满足中等卫生职业教育护理专业的培养目标要求:坚持立德树人,面向医疗、卫生、康复和保健机构等,培养从事临床护理、社区护理和健康保健等工作,德智体美全面发展的技能型卫生专业人才。③有机衔接高职高专护理专业教材:在深入研究人卫版三年制高职高专护理专业规划教材的基础上确定了本轮教材的内容及结构,为建立中高职衔接的立交桥奠定基础。④凸显护理专业的特色:体现对"人"的整体护理观、"以病人为中心"的优质护理指导思想;护理内容按照护理程序进行组织,教材内容与工作岗位需求紧密衔接。⑤把握修订与新编的区别:本轮教材是在"十一五"规划教材基础上的完善,因此继承了上版教材的体系和优点,同时注入了新的教材编写理念、创新教材编写结构、更新陈旧的教材内容。⑥整体优化:本套教材注重不同层次之间,不同教材之间的衔接;同时明确整体规划,要求各教材每章或节设"学习目标""工作情景与任务"模块,章末设"思考题或护考模拟"模块,全书末附该课程的实践指导、教学大纲、参考文献等必要的辅助内容。⑦凸显课程个性:各教材根据课程特点选择性地设置"病案分析""知识窗""课堂讨论""边学边练"等模块,50学时以上课程编写特色鲜明的配套学习辅导教材。⑧立体化建设:全套教材创新性地编制了网络增值服务内容,每本教材可凭封底的唯一识别码进入人卫网教育频道(edu.ipmph.com)得到与该课程相关的大量的图片、教学课件、视频、同步练习、推荐阅读等资源,为学生学习和教师教学提供强有力的支撑。⑨与护士执业资格考试紧密接轨:教材内容涵盖所有执业护士考点,且通过章末护考模拟或配套教材的大量习题帮助学生掌握执业护士考试的考点,提高学习效率和效果。

全套教材共29种,供护理、助产专业共用。全套教材将由人民卫生出版社于2015年7月前分两批出版,供全国各中等卫生职业院校使用。

前　言

为全面贯彻落实《国家中长期教育改革和发展规划纲要(2010—2020 年)》和《国务院关于加快发展现代职业教育的决定》精神,按照教育部新颁布的《中等职业学校专业教学标准(试行)》中护理专业教学标准及培养目标要求,在全国卫生职业教育教学指导委员会和人民卫生出版社组织和指导下,对原中职护理专业"十一五"规划教材《生理学》(第 2 版)进行了修订。本次修订遵循"德育为先、能力为重、全面发展、系统培养"的要求,着力培养学生职业道德、职业技能、就业创业和继续学习能力,并以专业技术应用能力和基本职业素质为主线,充分体现"三基"、"五性"和职业教育"五个对接"。

本教材的编写有以下特点:

1. 紧扣专业教学大纲,优化组合章节、简化原理描述、突出重点内容。注重对接执业资格考试、专业培养目标和职业岗位需求。在内容的选择和表述上尽量变难为易,化繁为简,加强了归纳总结(如直观的图表);更换了部分内容陈旧的图表。

2. 与上一轮教材相比较,本教材各章在章标题下都设置了学习目标,分三个层次:职业素养目标、知识目标和技能目标。本书不但注重学生对理论知识的学习,而且更加注重对学生职业素养和道德的培养,凸显了中职护理专业坚持"立德树人"的培养目标。

3. 在教材结构上,每章学习目标或重要节标题下,都设置了情景导入与思考,使教材更加生动,阅读性更强,可提高学生的学习兴趣;每章都给出至少 2~3 个 Box,其内容有知识窗口、课堂讨论、临床应用、历史长廊等。开阔了学生的眼界,活跃了课堂气氛,培养了学生小组合作能力以及分析问题和解决问题的能力。

4. 每章末均附有 A1 型自测题,便于学生同步练习,并与护士执业资格考试紧密接轨。

5. 注重与其他教材内容的联系和衔接,避免不必要的重复和知识点的不一致。注重持续激发学生的学习激情,注重运用现代化信息技术创新教材呈现形式(网络增值服务平台),使教材更加生活化、情景化、动态化、形象化,使学生易学,教师易教。

6. 对实践内容、方法和形式做了大幅度的调整,精选了让学生动手训练的实验项目,加强了课堂上边学边练内容。对一些复杂的动物实验采用多媒体示教,充分利用现代化信息教学手段,既节省了时间,又加深了对理论知识的学习。

本教材各位编者都是长期在生理学教学第一线和具有临床工作实践经验的骨干教

师。在编写过程中,我们参考了国内最新版的生理学教材,同时也得到了各参编学校的大力支持,谨一并表示衷心的感谢。

由于编写时间紧,编者水平有限,书中不当甚至错误和疏漏之处在所难免,恳请各位同仁和学生给予批评指正,以便今后不断完善。

朱艳平　卢爱青

2014 年 10 月

目 录

第一章 绪 论

学习目标

1. 通过对生理学的学习,使学生具有敬畏生命、关爱病人、爱岗敬业的精神。
2. 掌握兴奋性、阈值的概念;生命活动的基本特征;内环境及其稳态的概念和意义。
3. 熟悉人体功能调节的方式;神经调节、体液调节、反射和反馈的概念;正反馈和负反馈的概念及其生理意义。
4. 了解生理学的概念和研究方法。

情景导入与思考

情景导入:

小王,2013 级护生,从小立志当一名合格的白衣天使。但令他疑惑的是:作为医学生,为什么一定要学习生理学呢?

医学是关于疾病的科学,生理学是关于生命的科学。疾病无一不是正常生命活动发生量变和质变的结果。因此,只有首先认识正常生命活动的规律,才能深刻认识疾病、正确诊断和治疗疾病。

请思考:

1. 什么是生理学?
2. 生理学研究的对象是什么?

在这个世界上,最宝贵的财富是人的生命。生命对于人只有一次,请珍惜自己,关爱他人。

第一节 生理学简介

一、生理学的概念和研究内容

生理学(physiology)是研究机体生命活动现象及规律的科学。生命活动又称功能活动,如躯体运动、腺体分泌、血液循环、呼吸、消化和吸收等。在人体中每种功能活动都起一定的作用,因此生理学的研究内容就是研究正常状态下,机体各器官系统功能活动的现象、过程、机制、影响因素、调节及其在整体活动中的意义,从而认识和掌握生命活动的规律。

二、生理学的研究方法

生理学是一门实验性科学,大部分理论知识都是通过实验获得的。因此,动物实验是生理学研究的基本方法。

(一)生理学的实验方法

动物实验通常分为急性实验和慢性实验两大类。急性实验又分为离体和在体两种。离体实验是将某一器官、组织或细胞从动物体内取出,在人工条件下进行观察;在体实验是在动物麻醉状态下,通过手术暴露出要观察的组织器官进行实验研究。慢性实验是在清醒健康的动物身上,在机体保持内外环境相对稳定的条件下,进行各种生理实验的方法。近年来,随着科学技术的发展,我们可以应用遥控、遥测技术和体表无创伤检测技术等,对动物或人体进行各种无创伤性生理功能的研究,从而使生理学的研究日益深入,生理学的理论不断得到补充和发展。

(二)生理学研究的三个水平

由于人体的功能极其复杂,因此需要从三个不同的水平加以研究,即细胞和分子水平、器官和系统水平以及整体水平。①细胞和分子水平。以细胞及所含的物质分子为研究对象。人体最基本的结构和功能单位是细胞,体内各个器官的功能,都是由构成该器官的各个细胞的特性及其所含物质分子的理化性质决定的。②器官和系统水平。以器官系统为研究对象,研究各器官和系统的功能、功能发生的过程和机制等。③整体水平。以完整的机体为研究对象,研究各种环境条件和生理情况下,机体各器官系统之间相互协调、相互联系、相互影响,并与周围环境相适应。

上述三个水平的研究不是相互孤立的,而是相互联系、相互补充、相辅相成的。

第二节　生命活动的基本特征

生命活动的基本特征是指所有生命共有的最本质的特征。如植物的生根、发芽、开花和结果是生命活动,动物的呼吸、心跳、肌肉活动等也是生命活动。不同的生物体,生命活动的现象不同,但究其实质却有一些共同特征。这些共同特征就是生命活动的基本特征,包括新陈代谢、兴奋性和生殖等。

一、新陈代谢

新陈代谢(metabolism)是指机体与周围环境之间不断进行物质交换和能量交换,以实现自我更新的过程。包括同化作用和异化作用两个方面。同化作用又称合成代谢,是指机体不断从外界摄取营养物质,并将其合成、转化为自身的物质,同时贮存能量的过程;异化作用又称分解代谢,是指机体不断分解自身的物质,同时释放能量供机体生命活动的需要,并将其分解产物排出体外的过程。因此,新陈代谢过程中既有物质代谢又有能量代谢,两者密不可分。

新陈代谢是生命活动最基本的特征,机体的一切生命活动都是在新陈代谢的基础上实现的,新陈代谢一旦停止,生命即宣告结束。

课堂讨论

小张,因车祸导致严重脑损伤,经治疗后成为"植物人"。查体:有自主呼吸和心跳,但呼之不应,对疼痛刺激亦无反应等。

请讨论:
1. 小张具备正常生命活动的基本特征吗?
2. 何谓兴奋性?

二、兴奋性

兴奋性(excitability)是指机体或细胞对刺激发生反应的能力或特性。

(一)刺激与反应

1. 刺激 能被机体或细胞感受到的内外环境变化,称为刺激(stimulus)。刺激的种类很多,按其性质可分为:①物理性刺激:如声、光、电、机械等。②化学性刺激:如酸、碱、药物等。③生物性刺激:如细菌、病毒、寄生虫等。④社会心理性刺激:如语言、文字、思维、情绪等。

2. 反应 机体或细胞接受刺激后所发生的一切变化,称为反应(reaction)。如针扎手指引起屈曲反应;外界气温升高后,汗腺分泌汗液等。反应的形式有两种,即兴奋和抑制。兴奋(excitation)是指接受刺激后,由相对静止变为活动状态或活动由弱变强。如电刺激动物的交感神经,引起心跳加强、加快,就是一种兴奋反应;抑制(inhibition)是指接受刺激后,由活动变为相对静止状态或活动由强变弱。如电刺激动物的迷走神经,引起心跳减慢、减弱,就是一种抑制反应。

3. 刺激和反应的关系 实验证明,刺激要引起机体或组织细胞发生反应必须具备三个条件,即足够的刺激强度、足够的刺激作用时间和一定的强度-时间变化率(单位时间内强度变化的幅度)。强度过小或作用时间过短均不能引起反应,强度-时间变化率过小,则使刺激作用减弱。

 临床应用

刺激和反应的关系在临床中的应用

护理技术中的肌内注射要求做到"两快一慢",即进针和出针快,推药慢。"两快"可缩短刺激持续的时间,"一慢"能减小强度-时间变化率,这样可减弱刺激作用,减轻病人的疼痛。又如理疗时使用的高频电热疗法,电压可高达上千伏,但因电脉冲频率高、刺激时间短,所以电流通过机体时只产生热疗效应,而不会有触电反应。

(二)衡量兴奋性的指标

不同的组织兴奋性高低不同,同一组织在不同的功能状态下兴奋性高低也不一样。如果刺激作用时间、强度-时间变化率固定不变,刺激必须达到一定的强度,才能引起组织发生反应。把引起组织发生反应的最小刺激强度,称为阈强度(threshold intensity),简称阈值。阈值可反映组织兴奋性的高低,它与兴奋性成反变关系。即阈值越大,组织的兴奋性越低;阈值越小,组织的兴奋性越高。所以,阈值是衡量组织兴奋性高低的指标。强度等于阈值的刺激称为阈刺激;强度小于阈值的刺激称为阈下刺激;强度大于阈值的刺激称为阈上刺激。

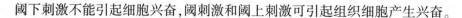

阈下刺激不能引起细胞兴奋,阈刺激和阈上刺激可引起组织细胞产生兴奋。

三、生殖

机体发育成熟后,能够产生与自己相似的子代个体,这种功能称为生殖(reproduction)。生殖是生物体繁衍后代、延续种系的基本生命特征。

第三节 人体生理功能的调节

一、人体与环境

(一)人体与外环境

人体赖以生存的环境,称为外环境,包括自然环境和社会环境。自然环境为人类生存提供了阳光、空气和水等,自然环境的各种变化形成刺激,不断地作用于人体,人体对此作出相应的反应以适应环境的变化。但过度的环境变化,超过人体的适应能力将导致不良影响,甚至危及生命。社会环境为人类生存提供了亲情、友情、爱情、学习和就业等,因此,和谐稳定的社会环境,团结友爱的人际关系可促进健康,延长寿命。反之,社会动荡不安、人际关系失和与消极的负面情绪等都可导致人体多种功能紊乱,甚至引起疾病。

(二)内环境与稳态

1. 内环境 机体的绝大多数细胞生活在与外环境迥然不同的液体环境中。机体内的液体总称为体液,成人体液约占体重的60%,其中约2/3位于细胞内,称为细胞内液;约1/3位于细胞外,称为细胞外液,包括血浆、组织液和淋巴液等。细胞生活在细胞外液之中,细胞代谢所需的营养直接由细胞外液提供,细胞的代谢产物也首先排到细胞外液。生理学中把体内细胞直接生存的环境称为机体的内环境(internal environment),即细胞外液。它是细胞直接进行新陈代谢的场所。因此,内环境对细胞的生存以及维持细胞正常的生理功能十分重要。

2. 稳态 正常生理情况下,内环境的各种理化因素(如温度、渗透压、酸碱度及各种化学成分的浓度等)是相对稳定的,所谓相对稳定并不是固定不变,而是在较小的范围内波动。内环境各种理化因素维持相对稳定的状态,称为内环境的稳态(homeostasis)。例如,外环境的温度有春夏秋冬的变化,但人体的体温总是维持在37℃左右。如果体温升高或降低,都会导致稳态破坏,影响细胞代谢,使细胞及其所在器官的功能活动发生改变,从而导致疾病甚至死亡。因此稳态是维持机体正常生命活动的必要条件。

在机体的生存过程中,内环境的稳态总会受到干扰:一方面受外环境多种因素变化的影响,如气温的升高和降低可影响体温;另一方面受体内细胞代谢活动的影响,如细胞从内环境中摄入 O_2 和营养物质,同时排出 CO_2 和代谢产物,其结果是干扰内环境的稳态。总之,虽然内环境的稳态不断地受到干扰和破坏,但机体可通过各种调节使各器官系统功能活动相互协调、相互配合,使破坏的稳态重新得以恢复。

二、人体功能调节的方式

人体功能调节的方式有三种,即神经调节、体液调节和自身调节。其中神经调节是机体最主要的调节方式。

（一）神经调节

神经调节是指通过神经系统的活动对机体功能进行的调节。神经调节的基本方式是反射（reflex）。反射是指在中枢神经系统的参与下，机体对刺激产生的规律性反应。反射活动的结构基础是反射弧。反射弧由感受器、传入神经、中枢、传出神经和效应器五个部分组成（图1-1）。例如，当针扎手指时，刺激作用于皮肤的痛觉感受器，神经冲动沿传入神经传至中枢，中枢经过分析综合后发出指令，通过传出神经传至相应的效应器（肌肉），使相应的肌肉有舒有缩，协调配合，完成屈肌反射。每一种反射的完成，都有赖于反射弧结构和功能的完整。反射弧任何一个部分被破坏，都将导致相应的反射活动消失。

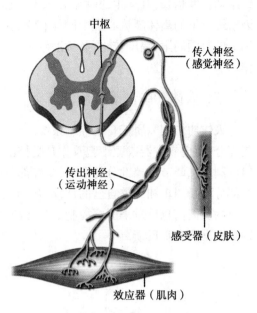

图 1-1 反射弧组成示意图

反射的种类很多，按其形成过程可分为非条件反射和条件反射两类。非条件反射和条件反射的形成条件、特点及意义见表1-1。神经调节具有迅速、短暂和准确的特点。

表 1-1 非条件反射和条件反射的比较

	非条件反射	条件反射
形成	与生俱来、遗传决定	建立在非条件反射基础上，后天学习和训练获得
举例	吸吮反射、屈肌反射	望梅止渴等
神经联系	反射弧固定	反射弧不固定、易变
中枢	皮质下中枢就能完成	大脑皮质参与才能完成
意义	数量有限，适应性弱	数量无限，适应性强

（二）体液调节

体液调节是指体液中的化学物质通过体液途径对机体功能进行的调节。参与体液调节的化学物质主要是由内分泌腺和内分泌细胞分泌的激素，此外还有一些组织细胞产生的特殊化学物质（如组胺）和局部代谢产物（CO_2、乳酸等）。激素通过血液运输到达全身，作用于远距器官，称为全身性体液调节，是体液调节的主要方式。接受激素调节的器官、组织和细胞，分别称为靶器官、靶组织和靶细胞。例如，当血糖浓度升高时，胰岛 B 细胞分泌胰岛素，经血液循环运送到全身各处，促进其靶细胞对葡萄糖的摄取和利用，以维持机体血糖浓度的相对稳定。此外，由组织细胞产生的特殊化学物质和代谢产物，可经组织液扩散至邻近细胞调节其功能活动，这种调节称为局部性体液调节，它是体液调节的辅助方式。体液调节的特点是缓慢、持久、广泛。

（三）自身调节

自身调节是指体内的某些组织细胞不依赖于神经和体液因素的作用，自身对刺激产生的一种适应性反应。例如，心肌的收缩力在一定范围内与心肌纤维的初长度成正比，即心肌纤维初长度越长,其产生的收缩力越大;反之,收缩力越小。这一现象在脱离了神经和体液因素影响下的离体灌流心脏中同样存在,说明它完全由心肌自身的特性决定的。其特点是调节的范围局限,幅度较小,灵敏度较低,但对维持某些组织细胞功能的相对稳定具有一定作用。

三、人体功能调节的反馈作用

人体功能调节属于自动控制系统。生理学中,通常把中枢或内分泌腺(细胞)看作是控制部分,而把效应器或靶细胞看作是受控部分,两者之间形成一个"闭合"回路。控制部分发出控制信息调节受控部分的活动,受控部分的活动情况作为反馈信息回送到控制部分,使控制部分不断纠正和调整自己的活动,从而实现自动精确的调节(图1-2)。这种由受控部分发出的反馈信息反过来影响控制部分活动的过程称为反馈(feedback)。反馈主要分两类,分别是正反馈和负反馈。

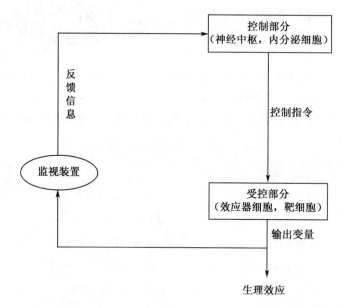

图 1-2　自动控制系统模式图

(一)负反馈

反馈信息与控制信息作用相反的反馈称为负反馈(negative feedback)。即当某种生理活动过强时,通过反馈信息可使该生理活动减弱;而当某种生理活动过弱时,又可反过来引起该生理活动增强。例如,生理情况下,动脉血压通常保持在相对稳定的水平。由于某种原因使动脉血压升高时,体内的压力感受器就会检测到这一变化,并将此信息传递到心血管中枢,使心血管中枢的活动发生改变,导致心跳减慢、减弱,血管舒张,使血压回降到正常水平;反之,当动脉血压降低时,则通过负反馈作用使血压回升到正常水平。除动脉血压外,内环境之所以相对稳定都是通过负反馈而实现的。由此可见,负反馈在维持机体各种生理功能的相对稳定以及内环境的稳态方面起着重要作用。

(二)正反馈

反馈信息与控制信息作用相同的反馈称为正反馈(positive feedback)。即当某种生理活动进行时,通过反馈信息可使该生理活动进一步加强,直到完成。例如,排尿过程中,排尿中枢发出控制信息,使膀胱收缩,促进排尿,当尿液流经后尿道时,又可刺激尿道感受器,产生反馈信息返回到排尿中枢,加强其活动,导致膀胱进一步收缩,促进尿液的排出,此过程不断加强,直到膀胱内的尿液完全排出为止。因此,正反馈的意义在于某些生理活动一旦发动,促使其不断加强,迅速完成。正反馈在体内为数不多,见于排尿、排便、分娩与血液凝固等生理过程。

(卢爱青)

 自测题

1. 人体生命活动最基本的特征是
   A. 新陈代谢　　　　　　B. 兴奋性　　　　　　C. 适应性
   D. 生殖　　　　　　　　E. 反射
2. 衡量组织兴奋性高低的指标是
   A. 组织反应的强度　　　B. 动作电位的幅度　　C. 阈强度
   D. 阈电位　　　　　　　E. 阈刺激
3. 内环境是指
   A. 细胞内液　　　　　　B. 细胞外液　　　　　C. 组织液
   D. 血浆　　　　　　　　E. 淋巴液
4. 维持人体某种功能的稳态主要依赖于
   A. 神经调节　　　　　　B. 体液调节　　　　　C. 自身调节
   D. 正反馈　　　　　　　E. 负反馈
5. 神经调节的基本方式是
   A. 反应　　　　　　　　B. 反射　　　　　　　C. 反馈
   D. 负反馈　　　　　　　E. 正反馈
6. 神经调节的特点是
   A. 作用缓慢　　　　　　B. 作用广泛而持久　　C. 调节幅度小
   D. 作用迅速、短暂、准确　E. 灵敏度低
7. 破坏动物中枢神经系统后,消失的现象是
   A. 反应　　　　　　　　B. 兴奋　　　　　　　C. 抑制
   D. 反射　　　　　　　　E. 兴奋性
8. 下列生理过程中,属于正反馈作用的是
   A. 减压反射　　　　　　B. 血糖浓度调节　　　C. 排尿反射
   D. 体温调节　　　　　　E. 正常呼吸频率维持
9. 关于反射,叙述**错误的**是
   A. 机体在中枢神经系统参与下,对刺激产生的规律性反应
   B. 没有大脑的参与,就不能发生反射
   C. 机体通过反射,对外界环境变化做出适应性反应
   D. 可分为条件反射和非条件反射
   E. 非条件反射是生来就有,由遗传因素决定的
10. 动脉血压在一定范围内变化肾血流量保持相对稳定,属于

A. 神经调节   B. 体液调节   C. 自身调节

D. 正反馈   E. 负反馈

11. 正常成人体液约占体重的

     A. 15%   B. 40%   C. 20%

     D. 60%   E. 30%

12. 下列生理过程中**不**属于正反馈调节的是

     A. 分娩过程   B. 血液凝固   C. 动脉血压的调节

     D. 排尿反射   E. 排便反射

第二章　细胞的基本功能

 情景导入与思考

情景导入:

　　二百多年前,意大利生物学家伽伐尼在伦敦的博物馆,发现有人用两只手同时接触"电鳗"这种鱼的头部和尾部时,产生一种电麻的感觉,这说明"电鳗"能放电。于是经过一系列研究,证实了生物电的存在,同时发现所有生物都具有这种生物电活动,说明生物电活动是自然界普遍存在的一种电现象。

请思考:
1. 生活中你所熟悉的生物电有哪些用途?
2. 细胞的生物电是怎么产生的?

　　细胞是人体最基本的结构单位和功能单位,人体大约有 1800 万亿个细胞。人体一切生命活动都是在细胞功能的基础上进行的。因此,只有了解细胞的基本功能,才能认识和了解人体各器官系统的功能活动。

　　本章主要介绍细胞具有共性的基本功能,包括细胞膜的物质转运功能、细胞膜的生物电现象以及肌细胞的收缩功能。

第一节　细胞膜的物质转运功能

　　所有动物细胞的最外层都被一层薄膜所包被,称为细胞膜。它把细胞内容物与细胞周围环境(主要是细胞外液)分隔开来,使细胞能相对地独立于环境而存在。细胞膜在生命活动中起着非常重要的作用,主要有屏障作用、物质转运功能和受体功能等。

目前公认用液态镶嵌模型学说来描述细胞膜的基本结构。液态镶嵌模型是指膜以液态的脂质双分子层为基本骨架,其中镶嵌着具有不同生理功能的蛋白质,细胞膜的外表面上还有各种糖脂和糖蛋白(图2-1)。

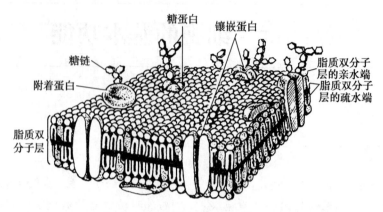

图2-1 细胞膜电镜下结构模式图

在新陈代谢过程中,细胞不断地通过细胞膜与内环境(即细胞外液)进行物质交换。而交换的物质种类繁多,理化性质各异,这决定了进出细胞的形式也是多种多样的。常见的物质跨膜转运形式包括四种类型。

一、单纯扩散

单纯扩散(simple diffusion)是指一些脂溶性小分子物质由膜的高浓度一侧扩散到膜的低浓度一侧的过程。由于细胞膜的基架是脂质双层,对脂溶性小分子物质具有通透性,因此,只要膜两侧存在有浓度差就可以扩散。这个过程不需要消耗细胞的能量。能够通过细胞膜进行单纯扩散的物质并不多,能肯定的只有氧气和二氧化碳等气体以及脂溶性小分子物质。

二、易化扩散

非脂溶性的或亲水性强的小分子物质,借助于细胞膜结构中某些特殊蛋白质的帮助,由膜的高浓度侧向低浓度侧扩散,这种物质转运方式称易化扩散(facilitated diffusion),由于易化扩散转运的是非脂溶性物质,不能直接通过细胞膜,所以需要膜蛋白来帮助。因顺电化学梯度,也不需要消耗细胞的能量。根据参与的膜蛋白种类不同,将易化扩散分为载体扩散和通道扩散两种类型。

1. 以"载体"为中介的易化扩散 在"载体"的膜蛋白帮助下进行的易化扩散(图2-2)。主要转运不带电荷的小分子物质,如葡萄糖、氨基酸等。载体蛋白在细胞膜的一侧与某物质结合,通过本身的变构作用将其运往膜的另一侧。经载体的易化扩散有三个特点:①特异性:一种载体一般只转运某一种物质,如葡萄糖载体只能转运葡萄糖,氨基酸载体只能转运氨基酸。②饱和性:当被转运物质增加到一定限度时,转运量不随之增加,这是由于载体数量有限的缘故。③竞争性抑制:一种载体同时转运两种或两种以上结构相似的物质时,一种物质浓度增加,将减弱对另一种物质的转运。

2. 以"通道"为中介的易化扩散 在"通道"的膜蛋白帮助下进行的易化扩散(图2-3),

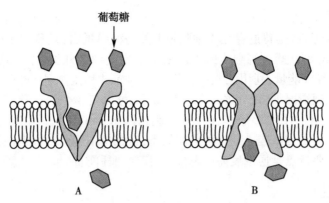

图2-2 经载体的易化扩散示意图

A：细胞外的葡萄糖与载体蛋白分子的结合位点结合

B：载体蛋白质变构，位点移到细胞内侧，解离下葡萄糖

主要转运带电荷的离子，如 Na^+、K^+、Ca^{2+}、Cl^- 等，分别称为钠通道、钾通道、钙通道、氯通道等。通道的开闭是"闸门"控制的，故又称门控通道。根据引起通道开闭条件不同，将通道分为两种类型：由膜两侧电位差变化引起闸门开闭的称为电压门控通道；由化学物质引起闸门开闭的称为化学门控通道。当通道开放时，被转运的物质从细胞膜的一侧经通道到达另一侧，关闭时物质转运停止。

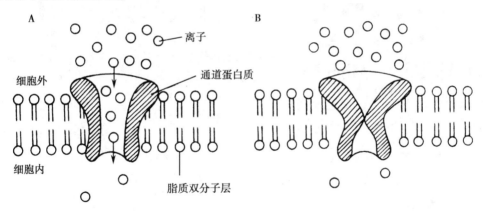

图2-3 经通道的易化扩散示意图

A：通道开放；B：通道关闭

离子通道通常有三种状态：激活、失活和备用。受到刺激后打开其通道进入激活状态，然后通道关闭转为失活状态，再逐渐恢复为备用状态。

单纯扩散和易化扩散都是顺浓度差或（和）顺电位差进行的，细胞本身不消耗能量，都属于被动转运。

三、主动转运

离子或小分子物质在膜上"泵"的帮助下，逆浓度差或电位差进行的耗能性的跨膜转运过程，称为主动转运（active transport）。参与主动转运的膜蛋白类似水泵的作用，称为泵蛋白（简称泵）。泵蛋白也具有特异性，按其所转运的离子可分为钠泵、氢泵、钙泵等，其中最重要的是钠泵。

钠泵(也称钠-钾泵)是普遍存在于细胞膜上的一种膜蛋白,且具有 ATP 酶的活性,因此又称为钠-钾依赖式 ATP 酶。当细胞内 Na$^+$ 浓度增高或细胞外 K$^+$ 浓度增高时钠泵可被激活,分解 ATP 使之释放能量,利用此能量将细胞内的 Na$^+$ 移出膜外,同时把细胞外的 K$^+$ 移入膜内。在一般生理情况下,每分解一个 ATP 分子,可以使 3 个 Na$^+$ 移到膜外,同时有 2 个 K$^+$ 移入膜内(图 2-4)。因而形成和保持了细胞内高 K$^+$ 和细胞外高 Na$^+$ 的不均衡离子分布。这种不均衡的离子分布建立起一种势能储备,对维持细胞正常兴奋性具有重要的意义。

主动转运的主要特点是逆浓度差或电位差,需要消耗能量。

四、入胞和出胞

大分子物质或团块物质进出细胞,是通过细胞膜复杂的结构与功能变化来实现的。大分子物质或团块物质(如细菌、病毒、大分子蛋白质等)通过细胞膜的运动进入细胞的过程称为入胞(endocytosis)(又称胞吞),包括吞噬和吞饮两种形式。固体物质的入胞过程称为吞噬,如粒细胞吞噬细菌的过程;液态物质的入胞过程称为吞饮,如小肠上皮细胞对营养物质的吸收(图 2-5)。大分子物质或团块物质通过细胞膜的运动排出细胞外的过程称为出胞(exocytosis)(又称胞吐),如内分泌细胞分泌激素或神经末梢释放神经递质等(图 2-5)。出胞和入胞过程都需要消耗能量,属于主动过程。

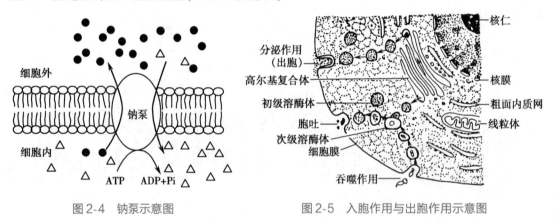

图 2-4 钠泵示意图
● : Na$^+$; △ : K$^+$

图 2-5 入胞作用与出胞作用示意图

上述细胞膜的物质转运方式及其特点总结见表 2-1:

表 2-1 细胞膜的物质转运功能

物质转运方式	转运物质	是否需要膜蛋白	物质转运方向	是否耗能
单纯扩散	脂溶性小分子物质	不	顺浓度差和电位差	否
易化扩散	脂溶性低或水溶性小分子物质及离子	载体蛋白通道蛋白	顺浓度差和电位差	否
主动转运	小分子物质和离子	泵蛋白	逆浓度差和电位差	是
入胞	大分子物质或物质团块		从膜外到膜内	是
出胞	大分子物质或物质团块		从膜内到膜外	是

认识受体

受体是细胞膜上或细胞内的一些能与细胞外的信号分子(又称为配体,如激素、神经递质、调质、细胞因子、药物、抗原、病原体和毒素等)特异性结合并引起生物效应的特殊蛋白质。按存在的部位不同,可将受体分为细胞膜受体、胞质受体和核内受体三种类型。

受体具有两个基本作用:①识别作用,能选择性地与配体结合;②信号传递作用,引起细胞产生生物效应。

第二节 细胞的生物电现象

生物体的细胞无论是处于安静状态或活动状态都有电变化,统称为生物电现象。细胞水平的生物电现象主要发生在细胞膜的两侧,因此也称为跨膜电位,简称膜电位,主要包括静息电位和动作电位。

一、静息电位

(一)静息电位的概念

静息电位(resting potential,RP)是指细胞在安静状态下,存在于细胞膜两侧的电位差。如图2-6所示,将与示波器相连的两个测量电极置于安静状态下的神经纤维表面任何两点时,示波器荧光屏上的光点在零电位线上横向扫描,说明神经细胞膜表面任何两点之间的电位相等(图2-6A)。如果将其中一个微电极插入细胞内时,则扫描光点立即从零电位下降到一定水平,并在此水平上横向扫描(图2-6B)。说明细胞膜内外存在电位差,且膜内较膜外低。如果把膜外电位设定为0,膜内电位则为负值。通常用膜内电位来表示静息电位,所以,静息电位是负值。静息电位的数值因细胞的种类不同而有差异,如神经细胞的静息电位约为 –70mV,骨骼肌细胞的静息电位约为 –90mV。细胞在安静状态下,膜外为正电位、膜内为负电位的状态,称为极化(polarization)。静息电位负值增大的过程称为超极化;静息电位负值减小的过程称为去极化;膜电位由负变正时称为反极化;细胞去极化或反极化后,再向静息电位方向恢复的过程,称为复极化。极化状态与静息电位是同一现象的两种表述方式,它们都是细胞处于静息状态的标志。极化状态表达的是膜内外电荷分布的情况,静息电位表达的是膜内外的电位差。

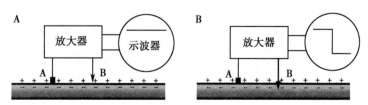

图2-6 静息电位测量示意图

A. 电极 A 与电极 B 均置于细胞外表面

B. 电极 A 置于细胞外,电极 B 插入细胞内,记录细胞内外的电位差

（二）静息电位的产生机制

静息电位的产生机制目前用离子流学说来解释。该学说认为生物电的产生有两个前提条件：①细胞内外某些离子的分布不均衡（表2-2）；②细胞膜在不同状态下对离子的通透性不同。在安静状态下，膜对 K^+ 的通透性较大（K^+ 通道开放），对 Na^+ 和 Cl^- 的通透性很小（Na^+ 通道、Cl^- 通道关闭），而对膜内大分子蛋白质 A^- 没有通透性，因此，K^+ 顺着浓度差向膜外扩散。带正电荷的 K^+ 外流时必然吸引带负电荷的蛋白质 A^- 同行，但因膜对其无通透性而被阻隔在膜内，致使膜外正电荷增多，膜内负电荷增多，形成了内负外正的电位差。由这种电位差形成的电场力对 K^+ 的继续外流构成阻力。当促使 K^+ 外流的动力（浓度差）与阻止 K^+ 外流的阻力（电位差）达到平衡时，K^+ 的净外流停止，使膜内外的电位差保持在某一个稳定的数值，即为静息电位。因此，静息电位主要是由 K^+ 外流所形成的电-化学平衡电位，所以又称为 K^+ 平衡电位。

表2-2 静息状态下细胞膜内外主要离子分布及膜对离子的通透性

主要离子	膜内离子浓度（mmol/L）	膜外离子浓度（mmol/L）	膜内与膜外离子比例	膜对离子通透性
Na^+	14	142	1:10	通透性很小
K^+	155	5	31:1	通透性很大
Cl^-	8	110	1:14	通透性次之
A^-（蛋白质）	60	15	4:1	无通透性

二、动作电位

（一）动作电位的概念

细胞受刺激产生兴奋时，在静息电位的基础上发生一次快速的、可扩布性的膜电位变化，称为动作电位（action potential，AP）。动作电位是细胞兴奋的标志。在神经纤维上记录到的动作电位如图2-7所示。

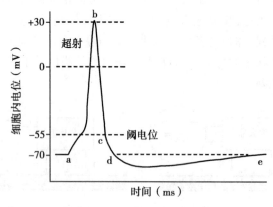

图2-7 动作电位示意图

ab 锋电位上升支；bc 锋电位下降支；cd 负后电位；de 正后电位；

每个动作电位波形包括一个上升支和一个下降支。上升支是膜电位去极化和反极化过程，膜内电位由 $-70mV$ 迅速上升至 $+30mV$；下降支是膜电位的复极化过程，膜电位由 $+30mV$ 迅速下降至 $-70mV$。整个动作电位历时短暂，不超过 $2ms$，波形尖锐，故称之为锋电位。

（二）动作电位的产生机制

不同细胞其动作电位形成的机制不同。以神经细胞为例：当细胞受到刺激产生兴奋时，首先是受刺激部位细胞膜上少量的 Na^+ 通道开放，Na^+ 少量内流，使膜发生局部去极化，当膜去极化达到某一临界值（阈电位）时，膜上 Na^+ 通道突然大量开放，在浓度差和电位差双重力推动下，细胞外的 Na^+ 快速、大量内流，细胞内正电荷迅速增加，使膜电位迅速升高至 0，进而出现内正外负的反极化状态，此时由电位差形成的电场力对 Na^+ 的继续内流构成阻力。当促使 Na^+ 内流的动力（浓度差）与阻止 Na^+ 内流的阻力（电位差）达到平衡时，Na^+ 净内流停止，动作电位达到最大幅度（即 Na^+ 的平衡电位），形成动作电位的上升支。随后，Na^+ 通道迅速关闭，导致 Na^+ 内流停止，K^+ 通道开放，K^+ 便顺着浓度差和电位差快速外流，细胞内正电荷迅速减少，膜电位迅速下降，直至恢复到静息电位水平，形成动作电位的下降支。因此，动作电位的上升支是由 Na^+ 大量快速内流所形成的电-化学平衡电位。动作电位的下降支是 K^+ 快速外流的结果。

动作电位发生之后，膜电位虽已恢复，但膜内外的离子分布尚未恢复，膜内 Na^+ 浓度有所增加，而 K^+ 浓度有所减少，激活了膜上的 Na^+ 泵，将膜内 Na^+ 泵出，同时将膜外 K^+ 泵入，使细胞内外的 Na^+、K^+ 恢复到兴奋前的分布状态，从而维持细胞的正常兴奋性。

课堂讨论

海水浸泡枪乌贼实验

第一步　用 100% 海水浸泡枪乌贼的巨大神经轴突，实验能产生正常动作电位。

第二步　用 1/3 海水加上 2/3 与海水等渗的葡萄糖溶液浸泡枪乌贼的巨大神经轴突，动作电位幅度显著减小。

第三步　再用 100% 海水浸泡枪乌贼的巨大神经轴突，恢复产生正常动作电位。

请讨论：

1. 实验中影响动作电位产生的因素是什么？
2. 通过实验观察，你得出的结论是什么？

（三）动作电位的引起和传导

1. 动作电位的引起　实验证明，引起细胞产生动作电位的有效刺激必须能使膜发生去极化达到某一临界电位值，引起膜上 Na^+ 通道突然大量开放，Na^+ 大量内流，从而暴发动作电位。这个能够引起细胞膜上 Na^+ 通道突然大量开放的临界膜电位值称为阈电位（threshold potential，TP）。能使膜去极化达到阈电位的刺激称为阈刺激。一旦刺激达到阈刺激或阈上刺激时，均可使膜电位去极化达到阈电位，而产生动作电位。动作电位的幅度大小是由膜内外 Na^+ 浓度差和钠通道开放的数目多少决定的，故动作电位的幅度大小不随刺激的强度大小而改变，因而动作电位具有"全或无"的特点。

单个阈下刺激不能引起动作电位,但并不是对膜电位毫无影响。当给予一个阈下刺激时,受刺激局部的细胞膜也会有少量的 Na^+ 通道开放,少量 Na^+ 内流使膜发生轻度去极化。由于这种轻度去极化程度小,不能达到阈电位水平,就不能产生动作电位。这种由阈下刺激引起的局部电反应称为局部电位。局部电位有去极化和超极化两种类型,去极化型的可以提高细胞膜的兴奋性,超极化型的可使细胞的兴奋性下降即抑制。

与动作电位相比,局部电位具有如下特点:①非"全或无"式的,它能随刺激强度的变化而变化。②不能远传,只能以电紧张的方式向临近细胞膜扩布。③有总和(叠加)现象。当同时或相继给予多个阈下刺激时引起的局部电位可以互相叠加,称为总和。当总和达到阈电位水平时即可产生动作电位(图2-8)。

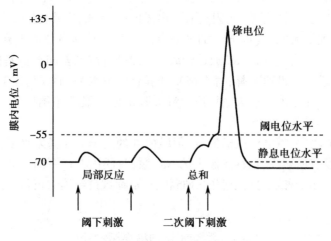

图2-8 局部反应及其总和示意图

2. 动作电位的传导

(1)传导原理:动作电位一旦在细胞膜的某一点发生,就会沿着细胞膜传遍整个细胞。动作电位沿细胞膜在同一细胞上的扩布称为传导。动作电位在神经纤维上的传导,又称为神经冲动。动作电位的传导是局部电流作用的结果。当细胞膜的某一点受刺激而兴奋时,兴奋点产生动作电位,出现内正外负的反极化状态,与相邻的未兴奋点之间产生了电位差,由于膜两侧的溶液都是导电溶液,必然会产生电荷移动,形成局部电流。局部电流的方向是,在膜外侧,电流由未兴奋点流向兴奋点;在膜内侧,电流由兴奋点流向未兴奋点。这样,通过局部电流形成对未兴奋点的有效刺激,使未兴奋点去极化,当去极化达到阈电位水平时,触发新的动作电位产生,使它转变为新的兴奋点。这样的过程沿着细胞膜连续进行下去,就表现为动作电位在整个细胞膜上的传导。可见,动作电位的传导就是通过局部电流形成有效刺激沿着细胞膜不断产生新的动作电位的过程(图2-9)。

(2)传导特点:①不衰减性:动作电位传导时,电位幅度不会因传导距离加大而减小,从而保证了远程信息传导的准确性;②双向传导:刺激神经纤维的中段,产生的动作电位可沿细胞膜向两端传导。

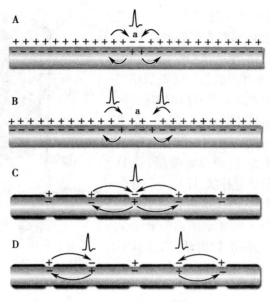

图2-9　动作电位传导示意图

A和B,动作电位在无髓纤维上的顺序式传导示意图；

C和D,动作电位在有髓纤维上的跳跃式传导示意图。

 临床应用

生物电现象

常见的生物电现象有多种,临床上广泛应用的心电图(ECG)、脑电图(EEG)、肌电图(EMG)、视网膜电图(ERG)、耳蜗电图(ECochG)等,就是心脏、大脑皮质、骨骼肌、视网膜和耳蜗等器官组织活动时,通过特殊的仪器记录下来的生物电变化的图形。这些图形是各器官许多细胞生物电变化的综合反映。一旦某器官的结构或功能发生改变,该器官的生物电活动也可能发生相应的变化。临床医学上进行的心电图、脑电图、肌电图、视网膜电图、胃肠电图等无创检测,已经成为发现、诊断和预测疾病进程和治疗效果的重要手段。

第三节　肌细胞的收缩功能

人体各种形式的运动,主要是靠肌纤维(肌细胞)的收缩来完成的。由肌纤维构成的肌组织包括骨骼肌、心肌和平滑肌。三种肌组织在结构和功能上虽有差异,但收缩的基本形式和原理是相似的。本节以骨骼肌为例,讨论肌纤维收缩的基本原理。

一、骨骼肌的收缩原理

每块骨骼肌都是由大量互相平行的肌纤维及它们所附着的肌腱构成的。每条肌纤维即是一个骨骼肌细胞。骨骼肌细胞在结构上最突出的特点是含有大量的肌原纤维和丰富的肌管系统,且其排列高度规则有序。肌细胞是体内耗能做功并完成机体多种机械运动的功能单位。

肌原纤维和肌小节

肌原纤维直径为 $1\sim2\mu m$,纵贯肌纤维全长,并行排列的各肌原纤维的全长呈现出规则的明带和暗带交替排列现象,使肌细胞在光学显微镜下呈现横纹的外观,因而骨骼肌也称为横纹肌。明带与暗带的形成与肌原纤维中粗肌丝和细肌丝的交替平行排列和相互重叠的程度密切相关(图2-10)。在明带的中央有一条横向的暗线,称Z线。相邻两条Z线之间的区域,称肌小节,是肌肉收缩和舒张的最基本单位。

粗肌丝主要由肌球蛋白(也称肌凝蛋白)分子构成,每个肌球蛋白分子呈杆状,杆的一端有个球形的头,称为横桥(图2-11)。横桥有两个主要作用:一是可以和细肌丝上的肌动蛋白的分子呈可逆性的结合,同时出现横桥的扭动;二是具有ATP酶的活性,可分解ATP获得能量,作为横桥扭动做功的能量来源。

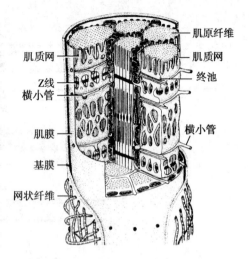

图2-10 横纹肌的微细结构示意图

细肌丝由肌动蛋白(亦称肌纤蛋白)、原肌球蛋白和肌钙蛋白三种蛋白质分子组成。肌动蛋白构成细肌丝的主干(图2-11)。原肌球蛋白能阻止肌动蛋白分子与横桥头部结合,肌钙蛋白可与Ca^{2+}结合而启动收缩过程。

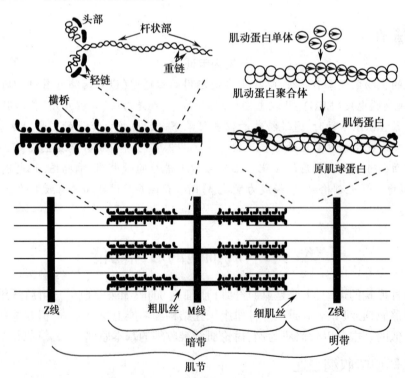

图2-11 肌节和肌丝的分子结构示意图

目前公认的肌肉收缩机制是肌丝滑行学说。该学说认为,肌纤维收缩并不是肌纤维中肌丝本身的缩短或卷曲,而是细肌丝在粗肌丝之间滑行的结果。

骨骼肌的收缩过程是:当肌细胞膜上的动作电位引起肌浆中Ca^{2+}浓度升高时,肌钙蛋白

与 Ca^{2+} 结合,引起肌钙蛋白分子构象的改变,这种改变使原肌球蛋白发生扭转、移位,于是肌球蛋白的横桥得以和肌动蛋白结合;进而横桥分解 ATP 获得能量拉动细肌丝向肌节中心方向滑行,结果使肌节缩短,肌细胞收缩。当肌浆中 Ca^{2+} 浓度降低时,肌钙蛋白与 Ca^{2+} 分离,原肌球蛋白又回归原位将肌动蛋白上的结合点掩盖起来。横桥停止扭动,与肌动蛋白脱离,细肌丝滑出,肌节恢复原长度,表现为肌纤维舒张(图 2-12)。

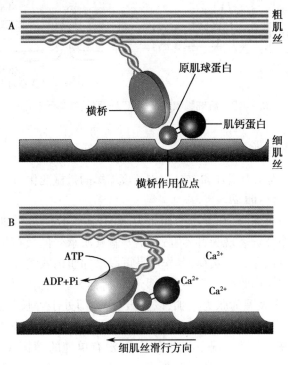

图 2-12　肌丝滑行过程示意图

二、骨骼肌的兴奋- 收缩耦联

　　肌细胞兴奋时,首先在肌细胞膜上产生动作电位,然后才发生肌细胞机械收缩,把肌细胞的兴奋与机械收缩耦联起来的中介过程称为兴奋- 收缩耦联。

　　兴奋- 收缩耦联过程与骨骼肌细胞中的肌管系统密切相关。肌管系统包括横管和纵管。横管是肌膜向细胞内凹陷并向深部延伸而成,走向与肌原纤维垂直。纵管也称肌质网,纵向包绕在每一肌小节周围,两端膨大,称为终池,终池是细胞内贮存 Ca^{2+} 的场所。横管和两侧的终池三者共同构成一个三联管结构(图 2-10、图 2-13)。

　　兴奋- 收缩耦联过程包括三个步骤:①肌细胞兴奋时产生的动作电位沿肌细胞膜表面传导并通过横管膜传入细胞内部。②在三联管结构处,横管处的动作电位产生的膜去极化直接引起终池膜上钙通道的开放,Ca^{2+} 顺浓度差扩散入肌浆,使肌浆 Ca^{2+} 浓度升高,触发肌丝滑行,肌肉收缩。③当动作电位停止时,横管膜电位恢复,终池膜上的 Ca^{2+} 通道关闭,同时终池膜上 Ca^{2+} 泵将 Ca^{2+} 泵回终池内,肌浆中的 Ca^{2+} 浓度降低,Ca^{2+} 即与肌钙蛋白解离,引起肌肉舒张。由此可见,三联管是兴奋- 收缩耦联的结构基础,Ca^{2+} 是兴奋- 收缩耦联的关键物质(图 2-13)。

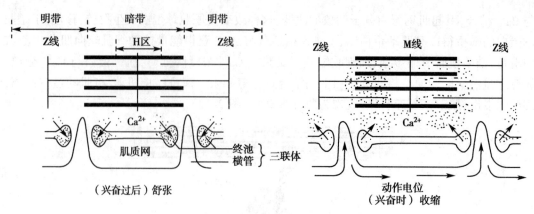

图 2-13　肌细胞收缩、舒张及三联管结构示意图

三、骨骼肌的收缩形式

骨骼肌收缩是指肌肉张力增加和(或)肌肉长度缩短的机械变化,其收缩形式有以下几种:

(一)等长收缩和等张收缩

等长收缩是指肌肉收缩时,长度不变而张力增加;等张收缩是指肌肉收缩时,张力不变而长度缩短。肌肉收缩究竟表现为哪种方式,主要看其所承受的负荷情况。负荷有两种:肌肉在收缩前所承受的负荷称为前负荷,其作用是可以增加肌肉收缩前的长度(初长度),进而增加肌肉的收缩力。在肌肉收缩过程中所承受的负荷称为后负荷,由于有后负荷的存在,肌肉不可能立即缩短,首先表现为张力增加,以克服负荷,即处于等长状态。当张力增加到等于或大于后负荷时,肌肉缩短而张力不再增加,即处于等张状态。

人体骨骼肌的收缩大多数情况下为混合形式,没有单纯的等长或等张收缩。如在维持身体姿势时,有关的骨骼肌以产生张力为主,偏于等长收缩;而肢体自由运动时,有关的骨骼肌以长度缩短为主,偏于等张收缩。

(二)单收缩和强直收缩

骨骼肌受到一次刺激,引起一次收缩,称为单收缩。骨骼肌受到连续刺激时,可出现持续的收缩状态,称为强直收缩。由于刺激的频率不同,强直收缩可分为两种:①不完全强直收缩:连续刺激的频率较低,新刺激落在前一次收缩的舒张期内,会表现出舒张不完全;②完全强直收缩:连续刺激的频率较高,新刺激落在前一次收缩的收缩期内,会出现收缩的叠加现象。据测定,完全强直收缩的肌张力可达单收缩的 3~4 倍,因而可产生强大的收缩效果。正常情况下,人体内骨骼肌的收缩都属于完全强直收缩,这是因为躯体运动神经传来的冲动频率总是连续的(图 2-14)。

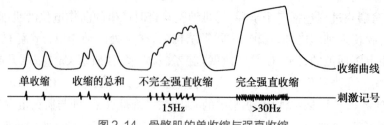

图 2-14　骨骼肌的单收缩与强直收缩

(吴　波)

自测题

1. O_2 和 CO_2 在细胞膜上的扩散方式是
   A. 单纯扩散　　　　　　　　　　B. 通道转运
   C. 载体转运　　　　　　　　　　D. 主动转运
   E. 入胞与出胞

2. 阈电位时,神经细胞膜对其通透性突然增大的离子是
   A. Na^+　　　　　　　　　　　　B. K^+
   C. Ca^{2+}　　　　　　　　　　　D. Cl^-
   E. Na^+ 和 Ca^{2+}

3. 可兴奋细胞产生兴奋的共同特征是产生
   A. 收缩反应　　　　　　　　　　B. 分泌
   C. 动作电位　　　　　　　　　　D. 离子运动
   E. 静息电位

4. 参与细胞膜易化扩散的蛋白质是
   A. 受体蛋白　　　　　　　　　　B. 通道蛋白
   C. 泵蛋白　　　　　　　　　　　D. 载体蛋白
   E. 载体蛋白和通道蛋白

5. 细胞膜内电位由 $-70mV$ 变为 $-50mV$ 时称
   A. 极化　　　　　　　　　　　　B. 去极化
   C. 超极化　　　　　　　　　　　D. 反极化
   E. 复极化

6. 细胞安静时膜两侧电位呈内负外正的状态称
   A. 极化　　　　　　　　　　　　B. 去极化
   C. 超极化　　　　　　　　　　　D. 反极化
   E. 复极化

7. 白细胞吞噬异物或细菌的过程是
   A. 单纯扩散　　　　　　　　　　B. 易化扩散
   C. 主动转运　　　　　　　　　　D. 入胞
   E. 出胞

8. 细胞内的 K^+ 向膜外扩散属于
   A. 单纯扩散　　　　　　　　　　B. 易化扩散
   C. 主动转运　　　　　　　　　　D. 入胞
   E. 出胞

9. 易化扩散的特点**不**包括
   A. 特异性　　　　　　　　　　　B. 顺浓度差进行
   C. 饱和性　　　　　　　　　　　D. 竞争性抑制
   E. 消耗能量

10. 与神经纤维兴奋具有相同意义的是

A. 静息电位   B. 动作电位

C. 终板电位   D. 后电位

E. 局部电位

11. 细胞内液的主要正离子是

A. Na^+ B. K^+ C. Ca^{2+}

D. Mg^{2+} E. H^+

12. 引起细胞内外液 Na^+ K^+ 分布不均的过程是

A. 单纯扩散   B. 易化扩散   C. 主动转运

D. 入胞   E. 出胞

13. 葡萄糖跨膜进入细胞的方式是

A. 单纯扩散   B. 通道转运

C. 载体转运   D. 主动转运

E. 入胞与出胞

14. 神经细胞动作电位上升支是由于

A. K^+ 外流   B. Na^+ 内流   C. Na^+ 外流

D. K^+ 内流   E. Ca^{2+} 内流

15. 神经细胞动作电位下降支是由于

A. K^+ 外流   B. Na^+ 内流   C. Na^+ 外流

D. K^+ 内流   E. Ca^{2+} 内流

16. 细胞膜的主动转运是借助于膜上

A. 载体蛋白的耗能过程   B. 通道蛋白的耗能过程

C. 泵蛋白的耗能过程   D. 受体蛋白的耗能过程

E. G 蛋白的耗能过程

17. 阈下刺激能够使细胞膜产生的电位变化是

A. 静息电位   B. 动作电位   C. 后电位

D. 局部电位   E. 阈电位

18. 骨骼肌收缩的基本功能单位是

A. 肌原纤维   B. 细肌丝   C. 肌纤维

D. 粗肌丝   E. 肌小节

19. 骨骼肌兴奋-收缩耦联的结构基础是

A. 肌质网   B. 终末池   C. 横管

D. 纵管   E. 三联管

20. 骨骼肌收缩的机制是

A. 暗带、明带、H 带均缩短   B. 细肌丝向粗肌丝间的滑行

C. 粗肌丝向细肌丝间的滑行   D. 粗肌丝本身长度的缩短

E. 细肌丝本身长度的缩短

21. 骨骼肌的强直收缩主要是由于

A. 刺激频率的增加   B. 刺激强度的增加

C. 刺激作用时间延长   D. 肌肉功能状态良好

E. 肌肉兴奋性升高

22. 关于神经细胞动作电位的叙述**不正确**的是
    A. 动作电位包括上升支和下降支
    B. 上升支是 Na^+ 内流的结果，下降支是 K^+ 外流的结果
    C. 动作电位具有可扩布性
    D. 动作电位具有"全或无"特点
    E. 动作电位的幅度随传导距离的增大而减小

第三章 血 液

情景导入与思考

情景导入:

　　大学生小李,参加了一次义务献血活动,经检查符合献血条件,献血 300ml 后,无任何不良反应,并拿到了无偿献血证。当小李得知我国部分地区仍存在血液供应紧张状况,自愿成为义务献血的志愿者和宣传员,希望更多的公众参与和支持献血工作。

请思考:

1. 血液具有哪些功能?
2. 一次献血为何在 200~400ml?
3. 临床输血的基本原则有哪些?

　　血液是心血管系统内循环流动着的液体,是内环境中最活跃的部分。血液具有运输、调节体温、维持血液 pH 的相对稳定、防御和保护等功能。

第一节 概　　述

一、血液的组成

　　血液由血浆和悬浮于其中的血细胞组成。血细胞包括红细胞、白细胞和血小板。将抗凝血装入比容管进行离心,离心后血液被分为三层(图3-1)。上层淡黄色的液体是血浆,中间层灰白色的是白细胞和血小板,最下层深红色不透明的是红细胞。

血细胞在血液中所占的容积百分比,称血细胞比容(hematocrit)。正常人的血细胞比容值是:成年男性40%～50%,成年女性37%～48%,新生儿约为55%。测定血细胞比容可反映血液中血细胞的相对浓度。严重呕吐、腹泻、大面积烧伤等患者失水较多,可使血细胞比容增高;各种贫血患者的红细胞数量减少可使血细胞比容降低。

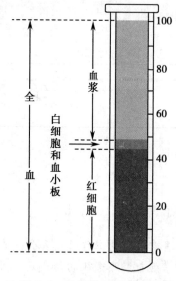

图3-1　血液的组成示意图

二、血液的理化特性

(一)颜色

血液的颜色主要取决于红细胞内血红蛋白的颜色。动脉血含氧合血红蛋白较多,呈鲜红色;静脉血含去氧血红蛋白较多,呈暗红色。血浆因含胆色素而呈淡黄色,空腹时血浆清澈透明,若进食较多的脂类食物,经吸收入血后,会形成较多的血浆脂蛋白而使血浆变得混浊。因此,临床上进行某些血液成分检测时,要求空腹采血以避免食物的影响。

(二)比重

正常人全血的比重约为1.050～1.060,血液中红细胞数越多全血比重越大。血浆的比重约为1.025～1.030,血浆蛋白的含量愈多则血浆比重愈大。

(三)黏滞性

液体的黏滞性是由其内部分子或颗粒间的摩擦而形成的。全血的黏滞性为水的4～5倍,主要取决于红细胞数量;血浆的黏滞性为水的1.6～2.4倍,主要取决于血浆中蛋白质的含量。血液的黏滞性是形成血流阻力的重要因素之一。

(四)血浆渗透压

正常人体血浆渗透压约为5790mmHg(300mOsm/L),其大小与血浆中溶质颗粒数目的多少成正比。

(五)酸碱度

正常人血浆pH为7.35～7.45。血浆pH的相对恒定依赖于血液中的缓冲对和正常的肺、肾功能。血液中的缓冲对包括血浆缓冲对和红细胞缓冲对,血浆pH主要取决于血浆中最重要的缓冲对 $NaHCO_3/H_2CO_3$。pH<7.35时称为酸中毒,pH>7.45时称为碱中毒,酸中毒或碱中毒都会影响组织细胞的正常生理活动。

第二节　血　　浆

一、血浆的成分及其作用

血浆是血细胞的细胞外液,其中水占91%～92%,溶质占8%～9%。溶质主要为血浆蛋白、电解质、小分子有机物。正常情况下,血浆各种成分的含量在一定范围内变动,保持相对恒定。患病时,某些化学成分的含量则可高于或低于正常范围,临床上对血浆成分的测定有助于某些疾病的诊断。

$$
血浆 \begin{cases} 水(91\% \sim 92\%) \\ 溶质(8\% \sim 9\%) \begin{cases} 血浆蛋白 \begin{cases} 白蛋白(清蛋白) \\ 球蛋白 \\ 纤维蛋白原 \end{cases} \\ 电解质 \begin{cases} Na^+、K^+、Ca^{2+}、Mg^{2+} \\ HCO_3^-、Cl^-、HPO_4^{2-}、SO_4^{2-} \end{cases} \\ 其他:激素、代谢产物、营养物质 \end{cases} \end{cases}
$$

（一）血浆蛋白

血浆蛋白是血浆中各种蛋白质的总称,正常含量为 60 ~ 80g/L;血浆蛋白用盐析法可以分为白蛋白、球蛋白和纤维蛋白原三类,血浆中各种蛋白质发挥着相应的作用(表 3-1)。白蛋白和球蛋白含量之比称白球比值(A/G),正常为 1.5 ~ 2.5:1,肝功能异常时,A/G 比值下降或倒置。

表 3-1　血浆蛋白种类及其主要生理作用

种类	含量	主要生理作用
白蛋白	40 ~ 48g/L	形成血浆胶体渗透压,转运 Ca^{2+}、脂肪酸及其他亲脂物质
球蛋白	15 ~ 30g/L	免疫作用,转运脂质、脂溶性维生素及激素等
纤维蛋白原	2 ~ 4g/L	参与血液凝固

（二）无机盐

血浆中无机盐含量约为 0.9%,主要以离子形式存在。其中主要的阳离子为 Na^+,主要的阴离子为 Cl^-。这些离子对维持血浆晶体渗透压、酸碱平衡、神经与肌肉兴奋性等方面有着重要作用。

（三）非蛋白含氮化合物

血浆中除蛋白质以外的含氮化合物总称为非蛋白含氮化合物。包括尿素、尿酸、肌酸、肌酐、氨基酸等,这些物质中所含的氮称为非蛋白氮(NPN)。正常人血液中 NPN 的含量为 14 ~ 25mmol/L。血中的 NPN 是蛋白质和核酸的代谢产物,主要通过肾排出体外。因此,测定血浆 NPN 含量,有助于了解蛋白质的代谢水平和肾的排泄功能。

（四）其他

血浆中还含有葡萄糖、脂类、酮体、乳酸、维生素和激素等有机化合物。此外,还有 O_2 和 CO_2 等气体分子。

二、血浆渗透压

渗透现象是指被半透膜隔开的两种不同浓度的溶液,水分子从低浓度溶液向高浓度溶液中扩散。渗透压就是指溶液中溶质分子所具有的保留和吸引水分子透过半透膜的力量。渗透压的高低与溶质颗粒数目的多少成正比,与溶质的种类及颗粒的大小无关。

（一）血浆渗透压的形成和正常值

血浆渗透压由两部分构成,一是血浆中的电解质、葡萄糖、尿素等小分子晶体物质形成的血浆晶体渗透压,约80%来自 NaCl,由于晶体物质分子小、颗粒数目多,占血浆渗透压的99.6%。另一是由血浆蛋白(主要是白蛋白)等大分子胶体物质形成的血浆胶体渗透压,只占总渗透压的0.4%。正常血浆渗透压约为5790mmHg,其中血浆晶体渗透压为5765mmHg;血浆胶体渗透压为25mmHg。

临床或生理实验使用的各种溶液中,渗透压与血浆渗透压相近的溶液称为等渗溶液,临床常用的等渗溶液有0.9% NaCl 溶液和5% 葡萄糖溶液。高于或低于血浆渗透压的溶液称为高渗溶液或低渗溶液。

（二）血浆渗透压的生理作用

由于细胞膜和毛细血管壁是具有不同通透性的半透膜,因此,血浆晶体渗透压和胶体渗透压表现出不同的生理作用(图3-2)。

1. 血浆晶体渗透压的作用　血浆中的晶体物质绝大多数不易透过细胞膜,而水分子能自由通过。生理情况下,细胞内、外的渗透压是相等的,水分子出入细胞的量保持动态平衡。若改变一侧溶液的渗透压,膜内外就会因渗透压差而发生渗透现象。如在等渗溶液中红细胞可以保持正常的大小和形态;在高渗溶液中,红细胞内的水分子将外渗而使红细胞发生皱缩;在低渗溶液中,水分子将渗入红细胞内而使胞体逐步胀大甚至破裂,血红蛋白逸出的现象称为溶血。因此,血浆晶体渗透压的相对稳定,对维持细胞内外的水平衡和保持红细胞正常形态具有重要作用。

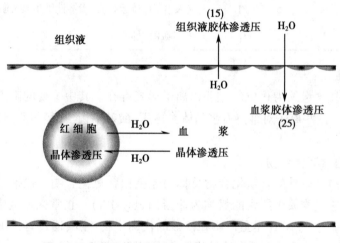

图3-2　血浆晶体渗透压与胶体渗透压作用示意图

2. 血浆胶体渗透压的作用　生理情况下,血浆晶体物质能够自由通过毛细血管壁,在血管内外不形成晶体渗透压差,因此血浆晶体渗透压不会影响毛细血管内外水的分布。而血浆蛋白不能透过毛细血管壁,血浆蛋白浓度高于组织液中蛋白质的浓度,故血浆胶体渗透压可以吸引组织液中水分子进入毛细血管。如肝、肾功能异常或营养不良等原因导致血浆白蛋白减少,血浆胶体渗透压降低,会导致组织液回流减少而滞留于组织间隙,形成水肿。因此,血浆胶体渗透压在调节血管内外的水平衡,维持血容量中起重要作用。

第三节 血 细 胞

一、红细胞

(一)红细胞的数量和功能

红细胞(red blood cells,RBC)是血液中数量最多的血细胞。正常成熟的红细胞呈双凹圆盘形,内含有大量的血红蛋白,无核。我国成年男性红细胞正常值为$(4.0\sim5.5)\times10^{12}$/L,成年女性为$(3.5\sim5.0)\times10^{12}$/L。新生儿为$6.0\times10^{12}$/L。红细胞内血红蛋白的正常值,成年男性为120~160g/L,成年女性为110~150g/L,新生儿为170~200g/L。红细胞数量和血红蛋白浓度除了存在性别的差异外,还会随年龄、生活环境、机体功能状态不同而有一定的差异。如儿童低于成年人(但新生儿高于成年人);高原居民高于平原居民。外周血液红细胞数量或血红蛋白浓度低于正常值,称为贫血。

红细胞的生理功能是运输O_2和CO_2,并能缓冲血液酸碱度的变化。这些功能都是依靠血红蛋白来实现的。如果红细胞破裂溶血,血红蛋白逸出,即失去其正常功能。

(二)红细胞的生理特性

1. 可塑变形性 可塑变形性是指红细胞在外力作用下变形的能力。正常红细胞呈双凹圆盘形,使红细胞的表面积与体积比增大,在受到外力时易于发生变形。红细胞在血管中运行时,常需挤过口径比其直径还小的毛细血管或血窦发生变形,通过后又可恢复原状。表面积与体积的比值愈大,红细胞变形的能力也就愈大。衰老的红细胞、遗传性球形红细胞增多症患者红细胞的变形能力会减弱。

2. 渗透脆性 渗透脆性是指红细胞在低渗溶液中发生膨胀、破裂的特性。红细胞对低渗溶液具有一定的抵抗力,这种抵抗力大小用渗透脆性表示。红细胞的渗透脆性大,说明红细胞对低渗溶液的抵抗力小;反之,抵抗力大。正常人的红细胞一般在0.6%~0.8% NaCl溶液中,会膨胀成球形但并不破裂;在0.42% NaCl溶液中,开始有部分红细胞破裂溶血;在0.35% NaCl溶液中,全部红细胞破裂溶血。生理情况下,一般新生的红细胞渗透脆性小,衰老的红细胞渗透脆性大。

3. 悬浮稳定性 悬浮稳定性是指红细胞能相对稳定地悬浮于血浆中不易下沉的特性。红细胞悬浮稳定性的大小可以用红细胞沉降率(ESR)表示,简称血沉。将抗凝血注入有刻度的血沉管内垂直静置,以红细胞在第一小时末下沉的距离表示红细胞沉降的速度,即血沉管上部出现的血浆毫米数。红细胞沉降率越大,表示红细胞的悬浮稳定性越小。用魏氏法检测,正常成年男性血沉为0~15mm/h,成年女性血沉为0~20mm/h。

红细胞悬浮稳定性的好坏与红细胞是否发生叠连有关。而红细胞叠连主要决定于血浆成分的改变。发热、活动性肺结核、风湿热等疾病,以及女性月经期都可使血沉明显增快。

(三)红细胞的生成与破坏

1. 红细胞的生成

(1)生成部位:在成人,红骨髓是生成红细胞的唯一场所。红细胞在红骨髓内发育成熟的过程中,细胞体积由大变小,细胞核也由大变小最后消失,血红蛋白从无到有,逐渐增多达到正常含量。骨髓造血功能正常是红细胞生成的前提条件。当骨髓受到某些药物(抗癌药、氯霉素等)、射线等因素的作用时,其造血功能受到抑制,出现全血细胞减少,称为再生障碍性贫血。

(2)造血原料:红细胞的主要成分是血红蛋白,铁和蛋白质是合成血红蛋白的主要原料。造血原料不足使血红蛋白合成减少而导致贫血。如慢性失血性疾病、儿童生长期、女性妊娠期和哺乳期、胃酸缺乏,均可导致缺铁性贫血(小细胞低色素性贫血)。

(3)成熟因子:在红细胞分裂和成熟过程中,需要叶酸和维生素 B_{12} 参与,叶酸是 DNA 合成酶的辅酶,维生素 B_{12} 可促进叶酸活化和利用。当叶酸和维生素 B_{12} 缺乏时,红细胞分裂延缓甚至发育停滞,引起巨幼红细胞性贫血。

2. 红细胞生成的调节　红细胞的生成主要受促红细胞生成素和雄激素的调节。

(1)促红细胞生成素(EPO):由肾脏合成分泌。当组织缺氧时,可刺激肾脏合成和分泌促红细胞生成素,其刺激骨髓造血,使红细胞数目增多,提高血液的运氧能力。某些肾脏疾病,可使促红细胞生成素生成减少而出现肾性贫血。

(2)雄激素:既能直接刺激骨髓造血,又能促进肾合成促红细胞生成素,使红细胞生成增多。雄激素的作用可能是男性的红细胞数多于女性的原因之一。

3. 红细胞的破坏　正常人红细胞的平均寿命约为 120 天。衰老或受损的红细胞变形能力减退而脆性增加,容易滞留于脾和骨髓中被巨噬细胞吞噬而破坏。脾脏是衰老红细胞破坏的重要场所。脾功能亢进时,红细胞破坏增加,导致脾性贫血。

课堂讨论

宋某,女,27 岁,头晕、心悸、颜面苍白 1 年,伴月经增多,并感吞咽困难。血常规示红细胞 $2.8 \times 10^{12}/L$,血红蛋白 75 g/L,血片见红细胞大小不等,以小细胞为主,中心染色过浅。

请讨论:
1. 根据所学知识判断红细胞及血红蛋白是否正常?
2. 判断宋某患何种贫血? 她在饮食中应注意补充哪些营养物质?

二、白细胞

(一)白细胞的分类和正常值

白细胞(white blood cells,WBC)是无色、有核的血细胞。正常成人白细胞总数为 $(4.0 \sim 10.0) \times 10^9/L$,新生儿白细胞总数可达 $(12.0 \sim 20.0) \times 10^9/L$。根据细胞质中是否含有特殊颗粒,将白细胞分为有粒细胞和无粒细胞两类。粒细胞根据其胞浆颗粒的嗜色性质不同又分为中性粒细胞、嗜酸性粒细胞和嗜碱性粒细胞;无粒细胞包括单核细胞和淋巴细胞。

(二)白细胞的功能

白细胞的主要功能是通过吞噬作用和免疫反应,实现对机体的防御和保护。白细胞具有变形、游走、趋化和吞噬等特性,是执行防御功能的生理基础(表 3-2)。

当细菌侵入或局部有炎症时,中性粒细胞通过变形运动从血管壁渗出,游走到病变部位吞噬细菌,并在细胞内溶酶体酶的作用下将其消化分解。当中性粒细胞吞噬数十个细菌后,自身解体,释放的溶酶体酶溶解周围组织而形成脓液。在非特异性免疫中,中性粒细胞是机体抵抗病原微生物,尤其是急性化脓性细菌入侵的第一道防线。临床上白细胞总数增多或中性粒细胞比例增高,常提示有急性化脓性细菌感染。当血液中的中性粒细胞数减少到 $1.0 \times 10^9/L$ 时,机体抵抗力明显降低,较易发生感染。

表3-2　白细胞分类计数及主要生理功能

各类白细胞	百分比（%）	主要生理功能
中性粒细胞	50~70	吞噬细菌和异物
嗜酸性粒细胞	0.5~5	限制过敏反应、参与蠕虫的免疫反应
嗜碱性粒细胞	0~1	参与过敏反应,释放肝素参与抗凝过程
单核细胞	3~8	吞噬各种病原微生物和衰老及死亡的细胞;识别和杀伤肿瘤细胞,参与激活淋巴细胞特异性免疫功能
淋巴细胞	20~40	T淋巴细胞参与细胞免疫,B淋巴细胞参与体液免疫

三、血小板

（一）血小板的形态和数量

血小板(platelet)是从骨髓成熟的巨核细胞胞质裂解脱落下来的小块胞质,平均寿命7~14天。正常成人血小板数量为 $(100~300) \times 10^9/L$,进食、运动、妊娠及缺氧可使血小板增多,女性月经期血小板减少。若血小板数量超过 $1000 \times 10^9/L$,易发生血栓;若血小板数量少于 $50 \times 10^9/L$,有出血倾向。

（二）血小板的生理功能

1. 维持血管内皮的完整性　血小板能附着于受损的毛细血管内皮,填补内皮细胞脱落留下的空隙,并融入毛细血管内皮细胞,促进内皮的修复,以维持毛细血管壁的正常通透性。临床上血小板减少时,毛细血管通透性增大,皮肤黏膜下出现出血点、瘀斑甚至紫癜,称为血小板减少性紫癜。

2. 参与生理性止血和血液凝固　正常情况下,小血管破损后引起的出血在数分钟后自行停止,这种现象称为生理性止血。生理性止血过程首先是受损的血管收缩,缩小破口,减少出血。若损伤不大,可使破口封闭,从而制止出血。其次是血小板黏附、聚集在破损处,形成一个松软的止血栓,进行初步止血。同时,黏附聚集的血小板吸附大量凝血因子,促进凝血过程发生,形成牢固的止血栓,达到有效止血。

临床上把血管破损,血液自行流出到自然停止所需的时间称为出血时间,测定出血时间主要了解血小板的数量和功能是否正常。血液流出血管到出现纤维蛋白细丝所需的时间称为凝血时间,测定凝血时间可以了解凝血因子的数量和功能是否正常。

第四节　血液凝固与纤维蛋白溶解

一、血液凝固

血液凝固(blood coagulation)是指血液由流动的液体状态变成不能流动的凝胶状态的过

程。其实质就是血浆中的可溶性纤维蛋白原转变为不溶性纤维蛋白的过程,纤维蛋白呈丝状,相互交织成网,把血细胞和血液的其他成分网罗在内,形成血凝块。血液凝固是一系列复杂的酶促反应过程,需要多种凝血因子的参与。血液凝固后,血凝块逐渐回缩,析出的淡黄色液体,称为血清。血清与血浆的主要区别在于血清中缺乏纤维蛋白原和在血液凝固过程中被消耗掉的某些凝血因子。

(一)凝血因子

血浆与组织中直接参与血液凝固的物质统称为凝血因子。目前已知的凝血因子主要有12 种,按国际命名法,依其发现的先后顺序以罗马数字进行编号(表 3-3)。此外还有前激肽释放酶、高分子激肽原等。

这些凝血因子中,除因子Ⅳ是 Ca^{2+} 外,其余均属于蛋白质;绝大部分是以无活性的酶原形式存在,激活后才具有酶的活性,活性形式以右下角加"a"表示;除因子Ⅲ由组织细胞释放外,其余因子均存在于血浆中,且多数在肝脏合成,其中因子Ⅱ、Ⅶ、Ⅸ、Ⅹ的生成需维生素 K 的参与。当肝功能损害或维生素 K 缺乏时,可出现凝血功能障碍。

表 3-3 按国际命名法编号的凝血因子

因子编号	同义名	因子编号	同义名
Ⅰ	纤维蛋白原	Ⅷ	抗血友病因子
Ⅱ	凝血酶原	Ⅸ	血浆凝血激酶
Ⅲ	组织因子	Ⅹ	斯图亚特因子
Ⅳ	钙离子	Ⅺ	血浆凝血激酶前质
Ⅴ	前加速素	Ⅻ	接触因子
Ⅶ	前转变素	ⅩⅢ	纤维蛋白稳定因子

(二)血液凝固的过程

血液凝固的过程分为三个基本步骤:①凝血酶原激活物的形成。②凝血酶的形成。③纤维蛋白的形成(图 3-3)。

1. 凝血酶原激活物的形成 凝血酶原激活物的形成过程包括内源性凝血和外源性凝血两条途径。

(1)内源性激活途径:完全由血浆内的凝血因子参与,从激活因子Ⅻ开始,至激活因子Ⅹ的过程(图 3-4)。

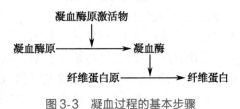

图 3-3 凝血过程的基本步骤

 知识窗口

凝血因子与遗传性疾病

凝血因子缺乏时,多表现为凝血过程缓慢,轻微外伤常可引起出血不止,引起出血性疾病,如血友病 A(因子Ⅷ缺乏)、血友病 B(因子Ⅸ缺乏)、遗传性 FⅪ缺乏。

(2)外源性激活途径:在因子Ⅲ参与下,激活因子Ⅹ的过程(图 3-4)。

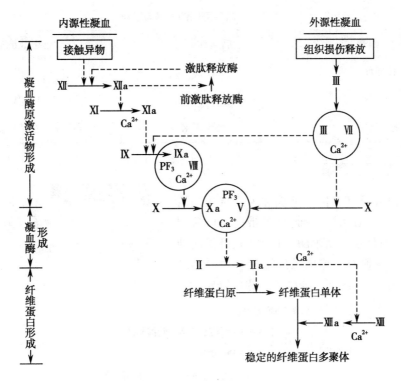

图 3-4 血液凝固过程示意图

——→ 变化方向 ---→ 催化作用

Xa、Va、Ca^{2+} 和 PF_3(血小板磷脂表面)形成凝血酶原激活物。

2. 凝血酶的形成 内源性凝血或外源性凝血形成的凝血酶原激活物可激活凝血酶原(因子 II),使之成为具有活性的凝血酶(IIa)。

3. 纤维蛋白的形成 在 Ca^{2+} 的参与下,凝血酶能迅速将可溶性纤维蛋白原转化为不溶性的纤维蛋白多聚体,后者交织成网,把血细胞网罗其中形成血凝块(图 3-4)。

凝血过程是一系列复杂的酶促反应,属于正反馈,一旦触发,一系列凝血因子相继激活,逐级放大,如"瀑布"一样使整个凝血过程迅速完成至血液凝固。

(三)抗凝物质

正常情况下,血管内血液能保持流体状态而不发生凝固,原因在于血管内皮光滑,血流速度快,血液中含有抗凝物质和纤溶系统。

血液中的抗凝物质主要有抗凝血酶 III 和肝素。抗凝血酶 III 主要由肝细胞和血管内皮细胞合成,能与凝血酶结合使其失活。正常情况下,其抗凝作用弱而慢,但与肝素结合后抗凝作用会极大地加强。肝素由嗜碱性粒细胞和肥大细胞合成,与抗凝血酶 III 结合后能增强其与凝血酶的亲和力,使凝血酶立即失活。此外,肝素还能阻止血小板黏附、聚集和释放反应。由于肝素具有较强的抗凝作用,故常应用于体内、体外抗凝和在临床防治血栓形成。

(四)影响血液凝固的因素

临床工作常采用一些方法,通过加速或延缓血液凝固,达到促凝或抗凝的目的(表 3-4)。

表3-4 血液凝固的加速与延缓

影响因素	加速或促凝	延缓或抗凝
接触面	粗糙	光滑
温度	适当的升温	低温
化学物质	维生素 K	草酸盐、柠檬酸盐、肝素

二、纤维蛋白溶解

纤维蛋白被降解液化的过程称为纤维蛋白溶解,简称纤溶。纤溶系统包括:纤维蛋白溶解酶原(纤溶酶原)、纤维蛋白溶解酶(纤溶酶)、纤溶酶原激活物与纤溶抑制物。体内的纤溶过程可分为纤溶酶原的激活和纤维蛋白、纤维蛋白原的降解两个阶段(图3-5)。

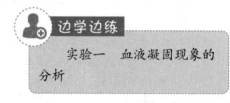

边学边练

实验一 血液凝固现象的分析

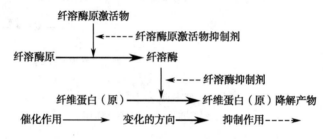

图3-5 纤维蛋白溶解系统激活与抑制示意图

(一)纤溶酶原的激活

纤溶酶原是一种主要由肝脏产生的糖蛋白。它在纤溶酶原激活物的作用下,被激活为纤溶酶。能激活纤溶酶原的物质统称为纤溶酶原激活物,主要有以下几类:①血管内皮细胞释放的血管激活物。②组织损伤时释放的组织激活物,以子宫、前列腺、甲状腺、肾上腺、淋巴结、卵巢和肺等组织中含量最高。因此,这些部位手术后伤口易渗血,也是月经血不发生凝固的原因。③依赖因子Ⅻ的激活物,如被因子Ⅻa激活的激肽释放酶可激活纤溶酶原。

(二)纤维蛋白与纤维蛋白原的降解

被激活的纤溶酶通过水解作用,逐步将纤维蛋白或纤维蛋白原降解为可溶性的纤维蛋白降解产物(FDP)。

(三)纤溶抑制物

血浆中存在许多对抗纤维蛋白溶解的物质,这些物质称为纤溶抑制物,主要分为两类:一类是纤溶酶原激活物的抑制物,能够抑制纤溶酶原的激活;另一类是抗纤溶酶,能与纤溶酶结合成复合物并使其失活。

纤维蛋白溶解的意义是使血液保持液态,防止凝血的蔓延和血栓的形成。综上可知,凝血过强或纤溶过弱,易形成血栓;反之,纤溶过强或凝血过弱,易有出血倾向。正常情况下,机体的凝血与纤溶处于动态平衡状态,既保证出血时能有效止血,又能疏通血管,维持血流的正常运行。

第五节 血量与血型

一、血量

血量是指人体内血液的总量。足够的血量是维持动脉血压稳定、保证组织器官血液供应的必要条件。正常成人血量相当于体重的 7%~8%，相当于 70~80ml/kg，一个体重为 60kg 的人，血量约为 4.2~4.8L。大部分血液在心血管中循环流动，称为循环血量；小部分血液滞留在肝、脾、肺以及静脉系统等储血库中称为储存血量。机体在剧烈活动、情绪激动或大量失血等应急状态下，储血库中的血液可以补充循环血量。

人体血量相对恒定是维持机体正常生命活动的重要保证。机体一次失血量不超过总血量的 10%，可无明显临床症状。丢失的水和电解质可在 1~2 小时内得到恢复；丢失的血浆蛋白经肝加速合成在 1~2 天内得到恢复；骨髓造血加强，红细胞约 1 个月得到补充而恢复，故少量失血（如一次献血 200~400ml）一般不会影响人体的健康。若急性失血达总血量的 20%，将会出现血压下降等一系列症状。若急性失血达总血量的 30%，可危及生命，应立即输血抢救。

二、血型

血型（blood group）是指血细胞膜上特异性抗原的类型。红细胞、白细胞和血小板均有血型。我们通常所说的血型是指红细胞膜上特异性抗原的类型。血型成为机体免疫系统识别"自我"或"异己"的标志，鉴定血型不仅是输血的需要，而且对组织、器官移植以及法医学上的亲子鉴定都具有重要价值。目前已发现 30 个不同的红细胞血型系统，其中与临床关系最为密切的是 ABO 血型系统和 Rh 血型系统。

（一）ABO 血型系统

1. 分型依据 ABO 血型系统是根据红细胞膜表面所含特异性抗原（凝集原）的有无和种类划分为四型。红细胞表面的凝集原包括 A 抗原和 B 抗原两种。红细胞膜上只含 A 抗原为 A 型血；只含有 B 抗原为 B 型血；既含有 A 抗原又含有 B 抗原为 AB 型血；两种抗原都不含为 O 型血。血清中存在天然抗体（凝集素）包括抗 A 抗体和抗 B 抗体两种（表3-5）。

表3-5　ABO 血型系统的分型

血型	红细胞上的抗原	血清中的抗体
A 型	A	抗 B
B 型	B	抗 A
AB 型	A 和 B	无
O 型	无	抗 A 和抗 B

2. 红细胞凝集反应与输血原则 当含有某种抗原的红细胞与相对应血清抗体相遇时（A 抗原与抗 A 抗体相遇或 B 抗原与抗 B 抗体相遇），形成抗原抗体免疫复合物，使红细胞形成一簇簇不规

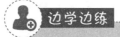

边学边练

实验二　ABO血型的鉴定

则细胞团,即红细胞凝集,这是一个不可逆的反应。在体内一旦发生凝集反应,凝集成簇的红细胞会堵塞毛细血管,在补体参与下,红细胞破裂溶血,导致严重的输血反应。因此,临床上输血遵循的根本原则是避免在输血过程中发生红细胞凝集反应,首选同型输血。紧急情况下,遇到必须输血而无同型血时,可考虑异型输血,但必须符合供血者的红细胞不被受血者血浆中的抗体所凝集的原则。而且必须少量(不超过 300ml)、缓慢输血,同时密切观察受血者的反应,如发生输血反应,应立即停止输血。

3. 交叉配血试验 为了避免凝集反应,即使已知供血者和受血者的血型相同,在输血前也必须进行交叉配血试验。供血者的红细胞混悬液与受血者的血清相混合,称为主侧;受血者的红细胞混悬液与供血者的血清相混合,称为次侧(图 3-6)。如果主侧和次侧均无凝集反应,为配血相合,可以输血;如果主侧有凝集反应,为配血不合,绝对不能输血;如果主侧不发生凝集反应而次侧发生凝集反应,一般不宜输血,在紧急情况下进行时,应遵循临床输血原则慎重处理。交叉配血试验,可以避免由于亚型和血型不同等原因而引起的输血凝集反应。

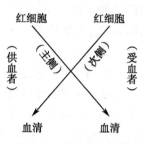

图 3-6 交叉配血试验

(二)Rh 血型系统

1. 分型依据 Rh 血型系统是人类红细胞表面与 ABO 血型系统同时存在的另一种血型系统,最先发现于恒河猴(Rhesus monkey)的红细胞而得名。现已发现与临床密切相关的有 C、c、D、E、e 五种抗原,其中 D 抗原的抗原性最强,凡红细胞表面有 D 抗原的称为 Rh 阳性血型,没有 D 抗原的称为 Rh 阴性血型。

2. Rh 血型的特点及其临床意义 血清中不存在能与 D 抗原起反应的天然抗体,但 Rh 阴性者经 D 抗原刺激后可产生抗体。

(1)输血反应:当 Rh 阴性者第一次接受 Rh 阳性供血者的血液时,由于体内没有天然的抗 D 抗体,因而不会发生凝集反应,但是通过体液免疫血清中将产生抗 D 抗体。当此受血者第二次接受 Rh 阳性供血者的血液时,可通过第一次输血产生的抗 D 抗体与 Rh 阳性供血者的红细胞凝集,发生输血反应。

(2)母婴血型不合:Rh 阴性血型的母亲,第一次妊娠时若胎儿为 Rh 阳性血型,胎儿红细胞可因某种原因进入母体(如在分娩时,胎盘剥离过程中可能有胎儿红细胞进入母体),母体可产生抗 D 抗体。当此母亲再次妊娠时,前次妊娠产生的抗 D 抗体可通过胎盘进入胎儿体内,可使 Rh 阳性血型的胎儿发生新生儿溶血。若已产生抗 D 抗体的母亲接受 Rh 阳性者的血液,也会发生凝集反应。因此,对 Rh 阴性者的输血及多次妊娠的妇女应特别重视。

 临床应用

血液成分分离技术

随着医学和科学技术的进步,血液成分分离技术的广泛应用,输血可以根据不同患者的需要进行成分输血,如对严重贫血患者输注红细胞悬液;血小板减少症患者可以输注血小板悬液;大面积烧伤患者输注血浆或血浆代用品等。成分输血的优点可增强治疗的针对性,减少输血引起的不良反应。另外,自体输血也在迅速发展,自体输血是指在手术前先抽取并保存病人自己的一部分血液,在以后进行手术时按需要再将血液输给病人自己。自体输血不仅可以防止异体输血的并发症,减少血源传播的疾病,多次取血也可刺激骨髓造血。

（陈 瑜）

自测题

1. 血浆中最重要的一对缓冲对是
   A. Na_2HPO_4/NaH_2PO_4 B. K_2HPO_4/KH_2PO_4
   C. $KHCO_3/H_2CO_3$ D. 蛋白质钠盐/蛋白质
   E. $NaHCO_3/H_2CO_3$

2. 形成血浆晶体渗透压的主要物质是
   A. 白蛋白   B. 球蛋白
   C. NaCl   D. 血红蛋白
   E. 纤维蛋白原

3. 调节血管内外水平衡的主要因素是
   A. 血浆晶体渗透压   B. 血浆胶体渗透压
   C. 血浆渗透压   D. 组织液胶体渗透压
   E. 组织液静水压

4. 在 0.6% NaCl 溶液中正常人的红细胞形态是
   A. 缩小   B. 不变
   C. 膨大   D. 先缩小后破裂
   E. 立即破裂

5. 红细胞悬浮稳定性降低是由以下哪种因素所致
   A. 血栓形成   B. 脆性增加
   C. 凝集反应   D. 叠连加速
   E. 溶血

6. 红细胞的主要功能是
   A. 起保护和防御作用   B. 缓冲血液的酸碱变化
   C. 形成渗透压   D. 运输氧和二氧化碳
   E. 参与生理性止血

7. 成年人的造血组织是
   A. 肝   B. 脾
   C. 胸腺   D. 红骨髓
   E. 黄骨髓

8. 骨髓长期受到 X 线过度照射后易发生
   A. 巨幼红细胞性贫血   B. 缺铁性贫血
   C. 再生障碍性贫血   D. 恶性贫血
   E. 溶血性贫血

9. 红细胞在血管外破坏的主要场所是
   A. 肝　　　　　　　　　　　　B. 肾
   C. 脾　　　　　　　　　　　　D. 胸腺
   E. 淋巴结

10. 当机体急性化脓性炎症时,常伴有下列哪种白细胞数目增多
    A. 中性粒细胞　　　　　　　　B. 嗜酸性粒细胞
    C. 嗜碱性粒细胞　　　　　　　D. 单核细胞
    E. 淋巴细胞

11. 当机体发生过敏反应或寄生虫感染时,常伴有下列哪种白细胞数目增多
    A. 中性粒细胞　　　　　　　　B. 嗜酸性粒细胞
    C. 嗜碱性粒细胞　　　　　　　D. 单核细胞
    E. 淋巴细胞

12. 当机体有出血倾向时,血液中血小板的数目多为
    A. $< 50 \times 10^9/L$　　　　　　　B. $< 60 \times 10^9/L$
    C. $< 80 \times 10^9/L$　　　　　　　D. $< 100 \times 10^9/L$
    E. $< 150 \times 10^9/L$

13. 血液凝固的本质是
    A. 凝血酶原激活物形成　　　　B. 凝血酶形成
    C. 抗凝血酶Ⅲ与肝素结合　　　D. 纤维蛋白的形成
    E. 血小板磷脂的形成

14. 启动外源性凝血途径的物质是
    A. 因子Ⅲ　　　　　　　　　　B. 血小板第三因子
    C. 凝血酶原　　　　　　　　　D. 因子Ⅵ
    E. 因子Ⅻ

15. 肝硬化病人容易发生凝血障碍,主要是由于
    A. 抗凝血酶Ⅲ减少　　　　　　B. 血小板减少
    C. 某些凝血因子减少　　　　　D. 维生素 K 减少
    E. 血中抗凝物质增加

16. 肝素抗凝血的主要作用为
    A. 抑制凝血酶原的激活　　　　B. 促进纤维蛋白吸附凝血酶
    C. 增强抗凝血酶Ⅲ的活性　　　D. 抑制 X 因子激活
    E. 去除 Ca^{2+}

17. 甲状腺或肺手术后易渗血,主要是由于这些组织
    A. 肝素含量多　　　　　　　　B. 纤溶酶原激活物含量多
    C. 血管丰富　　　　　　　　　D. 血液流速快
    E. 凝血酶原激活物多

18. 某人的红细胞与 B 型血的血清凝集,而其血清与 B 型血红细胞不凝集,此人的血型为
    A. A 型　　　　　　　　　　　B. B 型
    C. AB 型　　　　　　　　　　D. O 型
    E. Rh 阳性

19. 下列交叉配血试验哪种结果时最适合输血
    A. 主侧不凝集,次侧凝集　　　B. 主侧凝集,次侧不凝集
    C. 主侧、次侧都凝集　　　　　D. 主侧、次侧都不凝集
    E. 以上都适合
20. 新生儿溶血性贫血可能发生在
    A. B 型母亲所生 Rh 阴性婴儿
    B. Rh 阳性母亲所生 Rh 阳性婴儿
    C. Rh 阳性母亲所生 Rh 阴性婴儿
    D. Rh 阴性母亲所生 Rh 阳性婴儿
    E. Rh 阴性母亲所生 Rh 阴性婴儿

第四章 血液循环

情景导入与思考

情景导入：

　　某城晚报报道称，一位20岁的男性学生在参加10公里马拉松运动中猝死。据悉，这名死者为大三学生，平时喜欢运动，抢救过程中曾出现心跳复苏，最终因多个器官缺血严重引发并发症，抢救无效死亡。

请思考：

1. 心脏是如何泵血来维持生命活动的？
2. 机体在运动时心率和血压有什么变化？
3. 如何评价心功能好坏？

　　血液在心血管内按一定方向周而复始地定向流动，称为血液循环(blood circulation)。循环系统是由心脏和血管构成的封闭管道系统，心脏是血液循环的动力器官，推动血液在血管内流动，而血管是血液运行的管道，输送、分配血液，完成物质交换，血液循环保证了细胞的新陈代谢，维持了内环境的稳态，从而保证了生命活动的进行。心跳也是机体生命存在的标志，一旦心跳停止则标志着生命结束。

　　血液循环的功能主要是运输功能，将营养物质与氧气等运送到全身组织细胞，将代谢产物和废物等运送到排泄器官清除于体外。血液循环又分为体循环(又称大循环)和肺循环(又称小循环)，前者主要是运送营养物质、氧气和代谢产物等，后者主要是通过肺实现摄入氧和排出二氧化碳的作用(图4-1)。

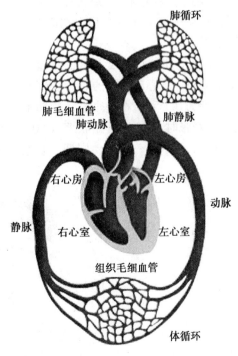

图4-1　血液循环示意图

第一节 心脏生理

学习目标

1. 培养学生具有健康宣教意识,帮助病人保持良好的心态和生活习惯,预防心血管疾病。
2. 掌握心率、心动周期和心输出量的概念;心脏的泵血过程;影响心输出量的因素和心脏功能的评价指标。
3. 熟悉第一、二心音的特点和形成原因;心室肌动作电位形成的离子基础;心肌生理特性的主要特点及意义。
4. 了解期前收缩产生的原因;心电图的各波及间期的意义。
5. 学会人体心音听诊的方法及鉴别正常心音的特点。

一、心脏的泵血功能

(一)心率与心动周期

1. **心率** 心脏每分钟跳动的次数称为心率(heart rate)。正常成年人安静情况下心率为 60~100 次/分(平均 75 次/分)。心率超过 100 次/分,称为心动过速;低于 60 次/分,称为心动过缓。心率存在年龄、生理状态等差异,新生儿可达 140 次/分以上,随年龄增长,心率逐步减慢,15~16 岁时可基本稳定在成人的标准;睡眠时心率会减慢,运动或情绪激动时心率会明显加快。

2. **心动周期** 心房或心室每收缩和舒张一次所构成的机械活动周期,称为心动周期(cardiac cycle)。心动周期的时程长短与心率有关,心动周期 =60/心率。按心率 75 次/分计算,周期为 0.8 秒。在一个心动周期里,两心房收缩在前,约 0.1 秒,继而舒张,约 0.7 秒;心房进入舒张时,两心室开始收缩,约 0.3 秒,继而舒张,约 0.5 秒,心室舒张最后 0.1 秒,心房开始收缩,进入下一个心动周期。心室舒张的前 0.4 秒,心房也在舒张,称为全心舒张期(图 4-2)。

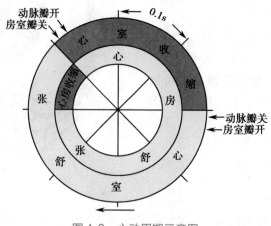

图 4-2 心动周期示意图

由图 4-2 可知,在心动周期中,心房、心室舒张期均长于收缩期,这既保证了心脏足够的休息时间,又有利于心室血液的充盈。心率过快,直接导致心动周期时间缩短,由表4-1 可知,舒张期缩短的更为明显,这样心脏休息时间缩短,血液充盈不足,泵血量减少,机体出现供血不足,对心脏的持久活动不利。临床上快速心律失常导致心力衰竭,这就是原因之一。

表4-1 心率与心动周期关系

心率	心动周期	心室收缩期	心室舒张期
40 次/分	1.5s	0.35s	1.15s
75 次/分	0.8s	0.3s	0.5s
100 次/分	0.6s	0.3s	0.3s
150 次/分	0.4s	0.25s	0.15s

(二)心脏的泵血过程

在心脏的收缩射血过程中,左、右心基本保持同步,射出血量基本相等,现以左心室为例来说明心脏的整个泵血过程和机制。

1. 心室收缩期 包括等容收缩期(0.05s)和射血期(0.25s),见图 4-3。

(1)等容收缩期:心室收缩之前,室内压低于房内压和动脉压,此时房室瓣处于开放状态,动脉瓣处于关闭状态。心室开始收缩后,室内压迅速升高,当室内压高于房内压时,房室瓣关闭,此时心室腔处于密闭状态,血流停止,心室容积不变,故称为等容收缩期,它相当于从房室瓣关闭到动脉瓣开放的这段时间,历时约 0.05s。

(2)射血期:当心室继续收缩使室内压超过动脉压时,动脉瓣开放,血液由心室迅速射入动脉内(射血速度先快后慢),故称为射血期,历时约 0.25s。随着大量血液由心室射入动脉,心室容积明显缩小。

2. 心室舒张期 包括等容舒张期(0.08s)、充盈期(0.42s),心室充盈最后 0.1秒,即心房收缩期(0.1s),见图 4-3。

(1)等容舒张期:心室开始舒张后,室内压迅速下降。当室内压低于动脉压时,动脉瓣关闭。此时室内压高于房内压,房室瓣仍处于关闭状态,心室腔又呈密闭状态,血流停止,心室容积不变,故称为等容舒张期,历时约0.08s。

(2)充盈期:当心室继续舒张,使室内压低于房内压时,房室瓣开放,血液由静脉和心房快速流入心室,心室容积随之增大,故称为充盈期,历时约0.42s,充盈速度先快后慢。在心室舒张期的最后0.1s,下一个心动周期的心房收缩开始,进一步将血液挤入心室,以增加

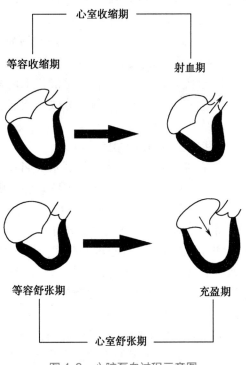

图4-3 心脏泵血过程示意图

心室的血液充盈量。心室充盈量的 70% 是靠心室舒张室内压降低的抽吸作用,10%～30% 是靠心房收缩房内压升高挤入心室。

在心脏泵血过程中,心室收缩和舒张引起室内压发生变化,导致心室和心房、心室和动脉之间产生压力差是引起瓣膜开闭的直接原因。血液在压力差和瓣膜的控制下,呈固定单向流动,从心室射入动脉,经毛细血管回流静脉,最后返回心房。一个心动周期中各期压力变化、瓣膜、血流、变化总结如表 4-2 所示。

表 4-2 心动周期中各期压力关系、瓣膜、血流、容积变化

心动周期分期	压力关系			瓣膜状态			
	心房	心室	动脉	房室瓣	动脉瓣	血流方向	心室容积
等容收缩期	房内压＜室内压＜动脉压			关闭	关闭	无	不变
射血期	房内压＜室内压＞动脉压			关闭	开放	心室→动脉	减少
等容舒张期	房内压＜室内压＜动脉压			关闭	关闭	无	不变
充盈期	房内压＞室内压＜动脉压			开放	关闭	心房→心室	增多
心房收缩期	房内压＞室内压＜动脉压			开放	关闭	心房→心室	继续增多

(三)心脏泵血功能的评价

1. 每搏输出量 一侧心室每收缩一次所射出的血量,称每搏输出量(stroke volume),简称搏出量。正常成人在安静时搏出量为 60～80ml,平均约为 70ml。

2. 每分输出量 每分钟由一侧心室射出的血液总量,称每分输出量,简称心输血量(cardiac output)(又称心排出量)。心输出量等于搏出量与心率的乘积,正常成年男性在安静时为 4.5～6L,女性约低 10%。青年人的心输出量高于老年人。

3. 心指数 每平方米体表面积的心输出量称心指数(cardiac index)。按体表面积 1.6～1.7m^2 进行计算,正常成年人在安静时约为 3.0～3.5L/(min)。在安静和空腹情况下测定的心指数称为静息心指数,是临床上评价不同个体心功能好坏的常用指标。

4. 射血分数 搏出量占心室舒张末期容积的百分比称为射血分数(ejection fraction),正常成年人为 55%～65%。射血分数更能准确地反映心脏泵血功能状态,对早期发现泵血功能状态具有重要意义。

(四)影响心输出量的因素

1. 心肌的前负荷 指心室舒张末期容积,其大小主要取决于静脉回心血量。在一定范围内,静脉回心血量增多,心室舒张末期容积增大,即前负荷增大,心肌初长度增长,心肌收缩力增强,搏出量增多,心输出量增多。心脏的这种不需要神经、体液因素参与,而是通过改变自身长度调节心脏泵血功能的方式,称为异长自身调节。其意义在于防止心室舒张末期压力和容积发生过久和过度的改变。但静脉回心血量超出一定范围,心肌的前负荷过大,可导致心肌收缩力急剧下降而引起心力衰竭,特别是年老、体弱、心功能下降的人。因此,在临床静脉输液、输血中应严格控制输液速度和量。

2. 心肌收缩能力 凡能影响心肌细胞兴奋-收缩耦联过程各个环节的因素都能影响心肌收缩能力。心肌收缩能力增强,搏出量增大,心输出量增多。这种通过心肌本身收缩强度和速度的变化,使心脏泵血功能发生改变的方式,称为等长自身调节。

3. **心肌的后负荷** 指动脉血压。当动脉血压增大,即后负荷增大,推迟动脉瓣开放的时间,等容收缩期延长,射血期缩短,搏出量减少,心输出量减少;反之,动脉血压降低则有利于射血。

4. **心率** 在一定范围内(40~180次/分),心率与心输出量成正比。心率超过180次/分,由于心动周期过短,特别是心室舒张期过短,心室血液充盈不足,搏出量减少,导致心输出量减少。心率低于40次/分,心舒期虽然延长,但心室充盈量有限,心输出量减少。

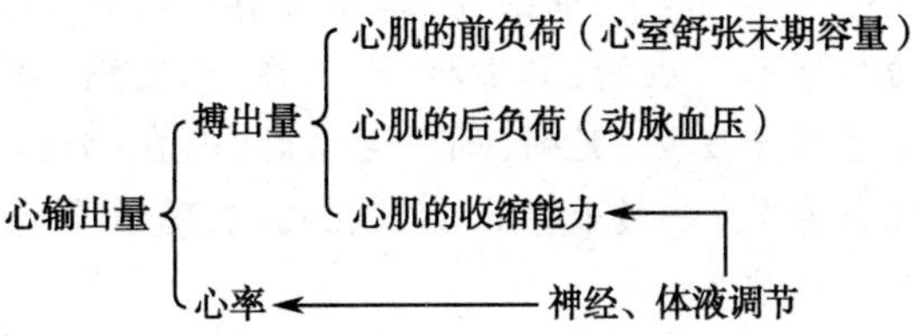

影响心输出量的因素归纳见图4-4:

图 4-4 影响心输出量的因素

(五)心力储备

心输出量能随代谢需要而增加的能力,称为心力储备。包括心率储备和搏出量储备:

1. **心率储备** 心率加快使心输出量增加是最简单有效的途径,可以使心输出量增加2~2.5倍。在正常成人,能使心输出量增多的最高心率约为180次/分,这就是心率储备的上限。心率超过这个限度,每搏量将大幅度减少,因此心输出量减少。

2. **搏出量储备** 搏出量是心室舒张末期容积与收缩末期容积之差。静息时为70ml,运动时可达150ml。包括收缩期储备(增加50~60ml,通过增加心肌收缩力)和舒张期储备(增加15ml,主要是增加心肌初长引起的自身调节过程)。

(六)心音

心音(cardiac sound)是指心脏在心动周期中所产生的声音。由心肌收缩、瓣膜开闭以及血液撞击等引起的振动所产生,经周围组织传导到胸壁的一定部位,可借助听诊器听取。正常情况下,一般可听到两个心音,即第一心音(S1)和第二心音(S2),如表4-3所示。

表 4-3 第一心音与第二心音的比较

	第一心音	第二心音
产生	心室收缩、房室瓣关闭的振动以及血液撞击大动脉壁引起的振动	心室舒张、动脉瓣关闭的振动以及血流冲击主动脉根部所产生
标志	心缩期的开始	心舒期的开始
特点	音调较低,持续时间较长	音调较高,持续时间稍短
听诊区	二尖瓣听诊区最清楚	肺动脉瓣、主动脉瓣听诊区最清楚
意义	反映心肌收缩的强弱和房室瓣的功能状态	反映动脉血压的高低及动脉瓣的功能状态

第三心音(S3):发生在快速充盈期末,由血流速度的突然改变而造成心室壁和瓣膜的振动而产生。通常只可在儿童或青少年身上听到。

第四心音(S4):又称心房音,是心房肌收缩使血液进入心室引起心室振动而产生的声音。40岁以上的健康人可能会出现第四心音。其他情况一般听不到,如听到第四心音,多属病理性。

边学边练

实验三 人体心音的听诊

知识窗口

无害性心脏杂音

在临床上有的杂音是心脏病的征象,而有的杂音却没有病理意义的。有些儿童、青少年可以听到心脏杂音,但并没有心脏疾病。这些杂音是肺动脉或者心尖区的血流振动加强而产生的,调柔和、吹风样、无震颤,常常在胸骨左缘第二肋间或心尖部听到。常见于孩子发热、哭闹、剧烈运动时,而在热退之后、安静时就减弱或消失,我们称为"无害性杂音"。一般最早出现在乳儿期,随着年龄增长,心脏瓣膜功能逐步完备,生理性杂音会自然消失。

二、心肌细胞的生物电现象

在心动周期中,心房和心室有规律地收缩和舒张,是以心肌细胞的生物电为基础的。心肌细胞分两类:一类是普通心肌细胞(心房肌和心室肌),具有收缩功能,称为工作细胞;另一类是特殊分化的心肌细胞(窦房结、房室交界区、房室束、左右束支及浦肯野纤维),具有自动产生节律性兴奋的功能,称为自律细胞。自律细胞构成心脏特殊传导系统,两类心肌细胞的生物电现象有所不同。

(一)心室肌细胞的生物电现象

心室肌细胞的静息电位约 $-90mV$,其产生原理与神经纤维细胞基本相同,主要是由 K^+ 外流形成的电-化学平衡电位。心室肌细胞动作电位的特点是去极化迅速而复极化缓慢,因而其动作电位历时较长,可分为去极化的 0 期和复极化的 1 期、2 期、3 期、4 期,共五期(图 4-5)。

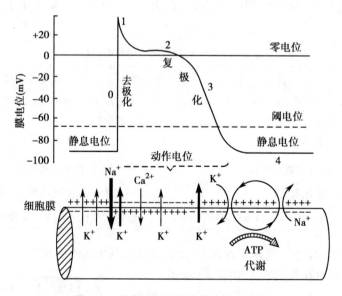

图 4-5 心室肌细胞的动作电位示意图

各期膜电位变化、形成机制及历时见表 4-4:

表4-4　心室肌细胞膜电位各期特点

分期	膜电位变化	形成机制	历时
0 期	$-90 \rightarrow +30mV$（幅度约 120mV）	Na^+ 迅速内流	$1 \sim 2ms$
1 期	$+30mV \rightarrow 0$（与 0 期形成锋电位）	K^+ 外流	10ms
2 期（平台期）	停滞在零电位（主要特征）	Ca^{2+} 内流和 K^+ 外流	$100 \sim 150ms$
3 期	$0 \rightarrow -90mV$	K^+ 外流	$100 \sim 150ms$
4 期	稳定于静息电位	泵活跃，将离子重新泵回	

（二）自律细胞的生物电特点

自律细胞与心室肌细胞相比，主要体现在动作电位的 4 期不同（图4-6）。心室肌细胞 4 期膜电位稳定在静息电位水平上。自律细胞 4 期膜电位不稳定，在动作电位复极化达到最大值（最大复极电位）时，膜电位开始自动缓慢去极化，称为 4 期自动去极化。当去极化达到阈电位水平时，产生一次新的动作电位。因此，4 期自动去极化是形成自动节律性的基础。

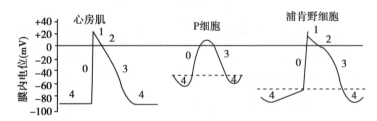

图4-6　心房肌及自律性细胞的动作电位示意图

以窦房结 P 细胞为例，动作电位只有 0、3、4 三期，见表4-5。

表4-5　窦房结 P 细胞膜电位各期特点

分期	膜电位变化	形成机制
0 期	$-40mV$（阈电位）$\rightarrow -70mV$	Ca^{2+} 内流
3 期	$0mV \rightarrow -70mV$	K^+ 外流
4 期	$-70mV \rightarrow -40mV$（阈电位）	Na^+ 递增性内流，K^+ 递减性外流

（三）心电图

心动周期中，心脏兴奋的发生和传导过程中的电变化可通过组织传到体表，借助于心电图机在体表描记下来的心电变化曲线，称为心电图（electrocardiogram，ECG）。

1. 心电图导联　目前临床常用的标准导联：Ⅰ（右臂和左臂）、Ⅱ（右臂和左腿）、Ⅲ（左臂和左腿）；加压单极肢体导联（aVR、aVL、aVF）和单级胸导联（$V_1 \sim V_6$）。

2. 正常心电图波形（图4-7）及生理意义（表4-6）。

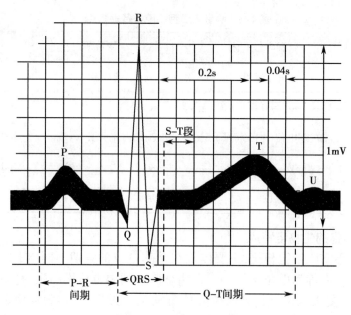

图4-7 正常人心电图

表4-6 心电图波形与间期特点

波形	生理意义	时间（s）	波幅（mV）
P波	反映左、右心房去极化过程	0.08～0.11s	≤0.25mV
QRS波群	反映左、右心室去极化过程	0.06～0.10s	不定
T波	反映左、右心室复极化过程	0.05～0.25s	0.1～0.8mV
P-R间期	反映房室传导时间（P波起至QRS波群起点）	0.12～0.20s	
Q-T间期	反映心室兴奋和复极化所需要时（QRS波群起点到T波终点）	0.36～0.44s	
S-T段	反映心室全部处于兴奋状态（QRS波群终点到T波起点之间的线段,基线水平）	0.05～0.15s	

 临床应用

心电图的临床应用

心电图在临床上应用比较普遍,对一些疾病具有诊断性的价值,例如,心律失常、心肌梗死、心室肥大等疾病。此外,心电图也已广泛应用于各种危重病人的抢救、手术麻醉、用药观察、航天、登山运动的心电监测等。

三、心肌的生理特性

心肌的生理特性包括自律性、兴奋性、传导性和收缩性四种。

（一）自动节律性

心肌在没有外来刺激的条件下,自动地发生节律性兴奋的特性,称为自动节律性,简称自律性。心肌的自律性来源于自律细胞的 4 期自动去极化。由于心脏不同部位自律细胞的 4 期自动去极化速度不同,因此,其自律性高低也不同。正常情况下,窦房结的自律性最高,约 100 次/分;房室交界区次之,约 50 次/分;浦肯野纤维最低,约 25 次/分。由自律性最高的窦房结控制心脏的兴奋,称为心脏正常起搏点,由窦房结控制的心跳节律称为窦性心律。其他部位的自律细胞由于自律性较低,只起传导兴奋的作用,称为潜在起搏点。当窦房结的自律性异常低下或兴奋下传受阻或潜在起搏点的自律性过高时,潜在起搏点的自律性就可表现出来,称为异位起搏点。由异位起搏点控制的心跳节律称为异位心律。

（二）兴奋性

1. 心肌兴奋性的周期性变化　心肌细胞在一次兴奋过程中,其兴奋性发生周期性变化,可分为以下三个时期(图 4-8)。现以心室肌细胞为例来说明兴奋性的周期变化(表 4-7)。

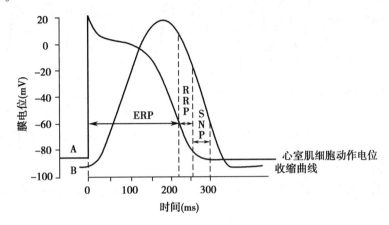

图 4-8　心室肌兴奋的周期性变化与其机械收缩关系
A:动作电位;B:机械收缩
ERP:有效不应期;RRP:相对不应期;SNP:超长期

(1)有效不应期:心室肌兴奋一次,从 0 期去极化开始,至 3 期复极化 –60mV 的这段时间内,给予任何强大的刺激心肌细胞均不能产生动作电位,称为有效不应期,包括绝对不应期和局部反应期。

(2)相对不应期:从复极化 –60mV 至 –80mV 的这段时间内,给予阈上刺激才能使心肌细胞产生动作电位,称为相对不应期。

(3)超常期:从复极化 –80mV 至 –90mV 的这段时间内,由于膜电位水平接近阈电位,给予阈下刺激就可引起动作电位,称为超常期。

表 4-7　兴奋的周期性变化

分期	膜电位变化	兴奋性	机制
有效不应期:			
绝对不应期	0～3 期膜内为 –55mV	完全丧失	Na⁺ 通道失活
局部反应期	3 期膜内 –55～–60mV	极低	Na⁺ 通道刚开始复活
相对不应期	3 期膜内 –60～–80mV	低于正常	Na⁺ 通道未恢复正常
超长期	3 期膜内 –80～–90mV	高于正常	膜电位与阈电位差距小

兴奋性呈周期性变化,是神经和肌组织的共性,但心肌兴奋性的特点是有效不应期特别长,相当于整个收缩期和舒张早期。这一特点使心肌不会发生强直收缩,而是保持了收缩与舒张交替的节律性活动,以保证实现泵血功能。

2. 期前收缩和代偿间歇　正常情况下,心脏按照窦房结的节律进行活动。如果在有效不应期之后,下一次窦房结的兴奋到达之前,心室接受一个额外刺激,可使心肌产生一次提前的兴奋和收缩,称为期前收缩,临床上称为早搏(图4-9)。期前收缩也有自己的有效不应期。当下一次从窦房结传来的兴奋恰好落在期前收缩的有效不应期内,则不能引起心室的兴奋和收缩,必须等到窦房结的兴奋再次传来,才能引起心室的兴奋和收缩。因此,在一次期前收缩之后,往往出现一段较长的舒张期,称为代偿间歇。

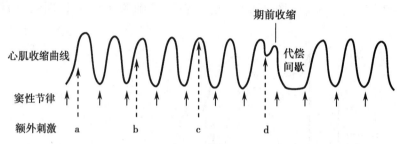

图4-9　期前收缩与代偿间歇

刺激a、b、c落在有效不应期内不引起反应,刺激d落在相对不应期,引起期前收缩和代偿性间歇

（三）传导性

心肌细胞具有传导兴奋的能力称为传导性。其传导兴奋的机制与神经纤维相同。传导途径见图4-10:

心房肌
窦房结 → 优势传导通路 → 房室交界（房室结及其周围区域）
心室肌 ← 浦肯耶纤维网 ← 左、右束支 ← 房室束

图4-10　心脏内兴奋的传导途径

不同位置传导速度不一样,浦肯野纤维网传速最快(4m/s),可保证左、右心室的同步收缩;而房室交界处传速最慢(0.02～0.05m/s),耗时0.1s。这种兴奋在房室交界处传导速度缓慢而使兴奋在此延搁一段时间的现象,称为房-室延搁。其意义在于使心房、心室不同步收缩。心室在心房收缩完毕之后才开始收缩,保证了心室舒张末期有足够的充盈量,有利于心脏完成泵血功能。

（四）收缩性

心肌细胞收缩原理与骨骼肌收缩原理相似,但有其自身特点。

1. 对细胞外液Ca^{2+}依赖性大　心肌细胞的终池不发达,贮存Ca^{2+}少,因此,心肌的兴奋-收缩耦联过程主要依赖细胞外液Ca^{2+}内流来完成。在一定范围内,细胞外液Ca^{2}浓度升高,心肌收缩力增强。

2. 不发生强直收缩　由于心肌细胞动作电位的有效不应期特别长,在此期内任何刺激都不产生动作电位,故不会发生强直收缩。

3. 同步收缩　心肌细胞之间借闰盘相连,局部电流可随意跨越细胞之间,因此,心房或心室表现出同步兴奋和收缩。

4.“绞拧”作用　心室肌较厚,部分心肌细胞排列呈螺旋状,当细胞收缩时产生“绞拧”作用,收缩合力使心尖作顺时针方向旋转。

（五）理化因素对心肌生理特性的影响

1. K^+　血钾浓度过高,对心脏将产生全面抑制。严重时可使心脏停搏于舒张状态,称为“钾抑制”。临床上补 K^+ 时,严禁静脉推注,只能口服或静脉滴注,且“不宜过多,不宜过浓,不宜过快,见尿补钾”。

2. Ca^{2+}　Ca^{2+} 浓度在一定范围内增大,心肌收缩力增强;但是 Ca^{2+} 浓度过高,则会使心脏停搏于收缩状态,称为“钙僵直”。

第二节　血管生理

学习目标

1. 掌握动脉血压的概念、形成及其影响因素;中心静脉压概念及影响因素。
2. 熟悉血流量、血流阻力和血压的关系;影响静脉回流的因素;微循环的通路及意义;组织液生成与回流的原理及其影响因素。
3. 了解各类血管的结构和功能特点;淋巴循环的作用。
4. 学会如何进行动脉血压的测量。

血管是维系血液循环进行的管道,动脉将血液从心脏输送到全身,在毛细血管处完成与全身组织细胞的物质交换,由静脉再将血液回收到心脏。动脉和静脉通过心脏相连,形成了一个封闭管道。血管的作用包括:血液分流、维持血压、调节血容量和物质交换等。

血管遍布全身,包括动脉、毛细血管、静脉,但按其结构和功能的不同可分为以下五类:①弹力贮器血管:指主动脉和大动脉,血管管壁较厚,富含弹性纤维,具有可扩张性和弹性,可缓冲动脉血压的波动,并维持血流的连续性;②分配血管:指中动脉,这些血管能将血液输送到各组织器官;③阻力血管:指小动脉、微动脉及微静脉,这些血管管壁含有丰富的血管平滑肌,通过平滑肌的舒缩可改变血管的口径,是产生血流阻力的主要场所;④交换血管:指毛细血管,口径最小,数量最多,管壁最薄,通透性大,血流缓慢,是血液与组织之间进行物质交换的场所;⑤容量血管:指静脉血管,口径大,管壁薄,易扩张,安静时循环血量的60%～70%贮存在静脉内,具有血液贮存库的作用。

一、血流量、血流阻力和血压

（一）血流量

1. 血流量　是指单位时间内流过血管某一横断面的血量,也称容积速度（Q）。计量单位通常用 ml/min 或 L/min 表示。血流量的多少与血管两端的血压差（ΔP）成正比,与血流阻力（R）成反比。计算公式:$Q = \Delta P/R$。

2. 血流速度　指血液中的一个质点在血管内移动的直线速度。血流速度与血流量成正比,而与血管总截面积成反比。由于主动脉总截面积最小,血流速度最快（220mm/s）;而毛细血管总截面积最大,血流速度最慢(0.5~1.0mm/s)。

(二)血流阻力

血液在血管内流动时所遇到的阻力称为血流阻力。血流阻力来源于血液成分之间的摩擦力和血液与管壁之间的摩擦力。

根据泊肃叶氏定律:$R = 8\eta L/\pi r^4$

由上公式可知,血流阻力(R)与血管半径(r)的4次方成反比。因此,生理条件下,影响血流阻力的最主要因素是血管半径。在各类血管中,口径较小的小动脉和微动脉(阻力血管),是形成血流阻力的主要部位(图4-11),由此处产生的血流阻力称为外周阻力(peripheral resistance)。机体对各器官血流量分配的调节,主要就是通过调节各器官阻力血管的口径来实现的。

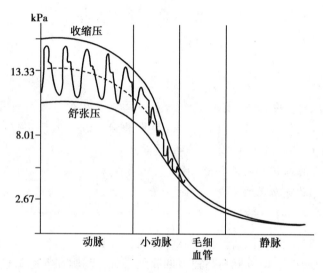

图4-11 各类血管的血压

(三)血压

血压(blood pressure,BP)是指血管内流动的血液对单位面积的血管壁产生的侧压力,即压强。血压形成的前提条件是血管系统内有足够的血液充盈,其大小取决于血液容量与血管容量之间的比值,只有当比值大于1(即血液容量大于血管容量时),血液才能形成对血管壁压力。

按照国际标准计量单位的规定,血压的计量单位用帕(Pa)或千帕(kPa)表示,也可用毫米汞柱(mmHg)表示。1kPa=7.5mmHg(1mmHg=0.133kPa)。

二、动脉血压和动脉脉搏

(一)动脉血压的概念及正常值

1. 概念 临床上通常所说的血压,是指动脉血压。动脉血压(arterial blood pressure)是指血液对单位面积动脉血管壁的侧压力,一般是指体循环的主动脉压。由于心脏呈周期间断性射血,动脉血压因此呈周期性波动。心室收缩射血时,动脉血压升高达到的最高值称为收缩压(systolic pressure)(图4-11),心室舒张末期动脉血压下降达到的最低值称为舒张压(diastolic pressure)(图4-11)。收缩压与舒张压之间的压差称为脉压(pulse pressure),脉压反映了一个心动周期过程中动脉血压的波动幅度。在整个心动周期中,动脉血压的平均值称为平均动脉压,其计算公式为:血压的平均值 = 舒张压 + 1/3 的脉压。

2. 测量及正常值 临床上测量动脉血压的位置为肱动脉,通常用此处测量获得的压力代表动脉血压。

常用的血压记录方式为:收缩压/舒张压 mmHg,例如 110/80mmHg。我国健康成年人动脉血压在安静时:

收缩压:100 ~ 120mmHg(13.3 ~ 16.0kPa)

舒张压:60 ~ 80mmHg(8.0 ~ 10.6kPa)

脉 压:30 ~ 40mmHg(4.0 ~ 5.3kPa)

动脉血压因年龄、性别、身体状态及环境温度存在一定的差异性。一般而言,随着年龄增长,血压会逐步上升,并且收缩压升高更显著。性别上,男性 > 女性;年龄上,成人 > 儿童 > 新生儿;精神刺激、情绪激动或运动时可暂时升高,特别是运动时可上升至 180 ~ 200mmHg,而睡眠时则降低;血压最高点一般出现在上午 9 时至 10 时及下午 4 时至晚上 8 时,血压最低点在午夜 1 至 3 时。

成年人在安静情况下,收缩压持续超过 140mmHg 和(或)舒张压持续超过 90mmHg,可诊断为高血压。所谓低血压,是指血压 ≤ 90/60mmHg。高血压已经成为危害现代人的疾病之一,作为一种"无形的杀手",它困扰现代人的生活,为现代人制造了一系列的麻烦。近年来,人们对心血管病多重危险因素作用的认识不断深入,高血压的诊断标准也在不断调整。

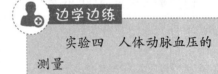

边学边练

实验四 人体动脉血压的测量

课堂讨论

王先生,60 岁,高血压病史 5 年,间断服降压药。近期出现剧烈头痛、头晕、恶心,测血压为 200/120mmHg,家人速送急诊。经过系统治疗数天后症状缓解,血压稳定。

请讨论:

1. 什么是动脉血压?

2. 测量血压时应注意哪些问题?

(二)动脉血压的形成

心血管是封闭的系统,足够的血液充盈是形成动脉血压的前提条件;心肌收缩射血产生的动力和血流过程中所遇到的外周阻力是形成动脉血压的根本条件;除此外,大动脉的弹性为动脉血压起到缓冲作用,并维持血流连续性。

心室收缩时,血液从心室射入大动脉,其中约 1/3 的血液流向外周血管,其余 2/3 的血液暂时储存在大动脉中,大动脉管内血液增多,血压升高达到最高值,即收缩压;心室舒张时,动脉瓣关闭,射血停止,大动脉管壁弹性回缩,推动管壁内存储的血液流向外周,血压下降到最低值,即舒张压(图 4-12)。

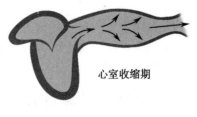

心室收缩期

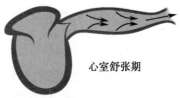

心室舒张期

图 4-12 大动脉管壁弹性示意图

（三）动脉血压相对稳定的生理意义

动脉血压是循环功能的重要指标之一,动脉血压过高或过低都会影响各器官的血液供应和导致心脏的负担。若动脉血压过低,将引起器官血液供应减少,尤其是脑和心脏等重要器官的供血不足,将产生器官功能障碍的严重后果。若血压持续缓慢升高,往往引起心脏代偿性肥大、心功能不全,甚至导致心力衰竭。血管长期受到高压,血管壁本身易发生病理性改变,若血压忽然升高可导致脑血管破裂而引起脑溢血等严重后果,所以保持动脉血压相对稳定状态是十分重要的。

（四）动脉脉搏

在心动周期中动脉管壁伴随心脏舒缩而产生的周期性起伏称为动脉脉搏,简称脉搏。正常成人为 60~100 次/分,平均约 75 次/分。动脉脉搏起始于主动脉,以波浪形式沿动脉管壁向末梢血管传播,在主动脉传播速度约 3~5m/s,大动脉约 7~10m/s,小动脉扩张性小,传播速度可达 15~35m/s。可用手指在浅表位置扪及,临床上常用的检查部位是桡动脉。脉搏的节律和强弱等可以反映心率、心律和心缩力,也可以反映血管壁的弹性和外周阻力等心血管的功能状态。

（五）影响动脉血压的因素

1. 搏出量 搏出量增加,射血期射入大动脉内的血量增多,收缩压明显增高。收缩压升高导致血流速度加快,流向外周的血量增多,至心舒期末时,残留在大动脉内的血量稍微增多,故舒张压升高并不明显,脉压增大。反之,搏出量减少,主要使收缩压降低,脉压减小。因此,收缩压的高低主要反映搏出量的多少。

2. 心率 心率增快,心动周期缩短,主要缩短了心舒期,故流向外周的血量减少,舒张末期存留在大动脉内的血量明显增多,使舒张压明显升高,收缩压升高不明显,故脉压减小。反之,心率减慢时,舒张压降低幅度比收缩压幅度大,脉压增大。

3. 外周阻力 外周阻力增大时,血流速度减慢,流向外周血量减少,心舒期末存留在大动脉内的血量增多,故舒张压升高,收缩压稍增大,故脉压减少。反之,当外周阻力减少时,舒张压降低更明显,脉压增大。舒张压的高低主要反映外周阻力的大小。

4. 大动脉管壁的弹性 大动脉作为弹性储器,可缓冲动脉血压。老年人大动脉硬化,管壁弹性降低,对动脉血压缓冲作用减弱,至使收缩压升高而舒张压降低,故脉压增大。但老年人多伴有小动脉和微动脉的硬化,外周阻力相应增加,因而舒张压降低不明显,甚至升高。

5. 循环血量和血管容积 在正常情况下,循环血量和血管容量是相适应的,血管系统充盈程度变化不大。当大失血、脱水导致循环血量减少时,动脉血压随之下降。当过敏、中毒导致血管容积扩大时,亦会导致动脉血压下降。

三、静脉血压和静脉血流

静脉是导血回心的血管,具有管壁较薄,弹性小,管腔大、易扩张的特点,起着贮血回流的作用。

（一）静脉血压

体循环血液通过毛细血管到达小静脉时,血压已降低到 15~20mmHg,最后回流到右心房时压力接近 0mmHg。一般把各器官或肢体静脉的血压称为外周静脉压,把右心房和胸腔内大静脉的血压称为中心静脉压(central venous pressure,CVP)。中心静脉压正常值为 4~

$12cmH_2O$。影响中心静脉压的因素主要为心室射血能力和静脉回心血量。若心室射血能力减弱(右心衰竭),静脉回心的血液不能及时射入肺动脉,中心静脉压则升高。另一方面,静脉回心血量过多(输血、输液过多过快),心脏不能及时将其泵出,中心静脉压也升高。临床监测中心静脉压可了解心血管功能状态,亦可作为控制输血、输液量的主要指标。

(二)影响静脉回心血量的因素

外周静脉压与中心静脉压之间的压力差,决定静脉回心血量的多少,凡可影响压力差的因素都可影响静脉回心血量。

1. 心肌收缩力　心肌收缩力减弱,心舒期室内压越高,对心房静脉内血液抽吸力变小,血液淤积于心房和静脉内,中心静脉压升高,静脉回流受阻。如右心衰竭时,血液淤积于右心房和体静脉系统,可出现颈静脉怒张、肝脾肿大、下肢浮肿等体征。左心衰竭时,血液淤积于肺静脉系统,出现肺淤血、肺水肿等体征。

2. 重力和体位　静脉管壁薄、易扩张。因此,静脉血压与静脉血流受重力和体位影响较大。当人体处于平卧位,身体各部血管与心脏大致在同一水平上,基本排除重力对静脉回流的影响。当由卧位突然变为直立体位时,因重力作用,心脏平面以下部位的静脉扩张,造成大量血液滞留,使静脉回心血量减少,导致心输出量减少和血压降低,引起脑、视网膜一时供血不足,出现头晕、眼前发黑等现象,称为体位性低血压。特别是体弱久病和长期卧床的患者,由于静脉血管壁紧张性降低易发生体位性低血压,应加以注意。

3. 骨骼肌的挤压作用　大部分静脉内有向心开放的静脉瓣,防止血液反流。当骨骼肌收缩时,静脉受到挤压,使静脉血压升高,远心端静脉瓣关闭,促进静脉血液回流。当骨骼肌舒张时,挤压作用解除,静脉血压降低,近心端静脉瓣关闭,有利于血液从毛细血管流入静脉而重新充盈。因此,骨骼肌的节律性舒缩活动和静脉瓣的协助,具有肌肉泵的作用,从而促进静脉的回流。

4. 呼吸运动　正常胸膜腔内压为负压。吸气时,胸膜腔负压增大,使心房和胸腔大静脉扩张,中心静脉压下降,压力差增大,促进静脉血回流;呼气时则相反,胸膜腔负压减小,中心静脉压增大,静脉血回流减少。

四、微循环

微循环(microcirculation)是指微动脉与微静脉之间的血液循环。由微动脉、后微动脉、毛细血管前括约肌、真毛细血管、通血毛细血管、动-静脉吻合支及微静脉等七部分组成典型的微循环结构(图4-13)。

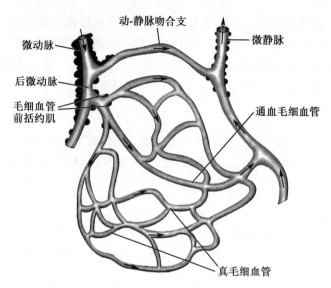

图4-13 微循环模式图

（一）微循环的通路和功能（表4-8）

表4-8 微循环主要通路

通路	血流主要途径	开放情况	主要生理功能
迂回通路	微动脉→后微动脉→毛细血管前括约肌→真毛细血管网→微静脉	交替开放	物质交换
直捷通路	微动脉→后微动脉→通毛细血管→微静脉	经常开放	保证回心血量
动-静脉短路	微动脉→动-静脉吻合支→微静脉	必要开放	调节体温

（二）微循环血流的调节

微动脉为前阻力血管，起"总闸门"的作用，通过舒缩活动控制进入微循环的血量；毛细血管前括约肌起"分闸门"的作用，通过舒缩活动控制微循环的血流分配；微静脉起"后闸门"的作用，通过舒缩活动控制微循环的血液流出量。

五、组织液生成和淋巴循环

组织液是细胞间隙中的液体，是血浆经毛细血管壁滤过而形成。组织液绝大部分呈无色透明的凝胶状，不能自由流动。组织液的成分除蛋白质较少外，其余均与血浆相同。

（一）组织液的生成与回流

组织液是血浆通过毛细血管壁（总的有效交换面积将近$1000m^2$）滤出生成，与组织细胞进行物质交换后，大部分从毛细血管静脉端重吸收回血液。因此，毛细血管壁的通透性是组织液生成的结构基础，而有效滤过压是组织液生成的动力。有效滤过压取决于毛细血管血压、组织液静水压、血浆胶体渗透压和组织液胶体渗透压等四种力量的代数和。其中，毛细血管血压和组织液胶体渗透压是促进组织液生成的力量，而血浆胶体渗透压和组织液静水压是促进组织液回流的力量。总结公式如下：

有效滤过压 =（毛细血管血压 + 组织液胶体渗透压）-（血浆胶体渗透压 + 组织液静水压）

　　经实验测量,按上式计算,毛细血管动脉端的有效滤过压为 10mmHg,表明有组织液不断地生成。毛细血管静脉端的有效滤过压为 −8mmHg,表明有组织液回流入毛细血管。以上数据还表明,促进组织液生成的力量略大于组织液回流的力量,因而在动脉端生成的组织液,约有 90% 在静脉端回流入毛细血管,其余约 10% 则进入毛细淋巴管形成淋巴液,经淋巴循环回流入血(图 4-14)。

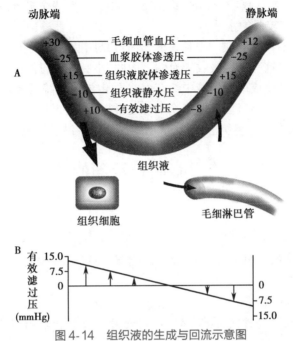

图 4-14　组织液的生成与回流示意图

A:形成有效滤过压的因素和作用方向;B:有效滤过压在毛细血管内的变化
"+":表示促进液体滤出毛细血管的力;"−"表示阻止液体滤出毛细血管的力
(图中数字单位为 mmHg)

　　因此,组织液的生成与回流保持着动态平衡,使组织液总量维持相对稳定。如果这种动态平衡遭到破坏,可导致组织液生成增多或回流减少,组织间隙就有过多液体潴留,形成组织水肿。

 临床应用

水肿的原因

　　水肿是一种常见的体征,是组织液生成与回流之间的动态平衡受到破坏的结果,导致液体在组织间隙潴留。水肿可表现成全身性或局部性。全身性水肿常见的原因有:①心力衰竭。例如右心衰竭时,中心静脉压升高,静脉回流受阻,毛细血管血压升高,引起全身水肿。②营养不良、严重肝肾疾病。长期饥饿、肝病(肝硬化、急性肝炎)使血浆蛋白合成减少;或肾病(急性肾小球肾炎)使血浆蛋白丢失时,都可引起血浆胶体渗透压降低,有效滤过压增大,组织液生成增多造成水肿。局部性水肿常见的原因有:①炎症反应;②过敏反应;③淋巴管阻塞。例如丝虫寄生于淋巴管造成堵塞或肿瘤压迫使淋巴回流受阻,则受阻部位的远端会出现局部组织水肿。

（二）淋巴循环

组织液进入淋巴管即成淋巴液。除淋巴细胞外，其余成分和组织液相同。人体每天生成量为 2 ~ 4L。淋巴液在淋巴管道内由外周流向中心称为淋巴循环。淋巴循环的生理意义如下：

1. 回收蛋白质　这是淋巴回流最重要的功能。因为淋巴回流是组织液中蛋白质回到血液循环的唯一途径。每天回收蛋白质多达 75 ~ 200g，以维持血浆蛋白的正常浓度，并使组织液中蛋白质浓度保持较低的水平。

2. 运输脂肪及其他营养物质　小肠的淋巴回流是脂肪吸收的主要途径，由肠道吸收的脂肪有 80% ~ 90% 是经这一途径吸收入血的。因此，小肠的淋巴液呈白色乳糜状。

3. 调节体液平衡　生成的组织液中约有 10% 经由淋巴系统回流入血。

4. 防御和免疫功能　淋巴液在回流途中经过淋巴结时，淋巴结中的吞噬细胞能清除淋巴液中的红细胞、细菌和其他异物。此外，淋巴结还能产生淋巴细胞，参与免疫反应。

第三节　心血管活动的调节

 学习目标

1. 掌握心血管的神经支配及其作用；肾上腺素和去甲肾上腺素对心血管的作用；减压反射的作用及特点。
2. 熟悉血管紧张素的作用。
3. 了解化学感受性反射的意义；局部体液因素对心血管活动的调节；社会心理因素对心血管活动的影响。
4. 学会影响动脉血压因素的测量的基本方法。

心血管的活动能随内、外环境变化而变化。在神经、体液因素的调节下，改变心输出量和器官组织的血流量，以适应机体在不同生理状态下各组织器官活动的需要。

一、神经调节

（一）心血管中枢

中枢神经系统内调节心血管活动的神经元群，称为心血管中枢。它们分布在脊髓、脑干、下丘脑和大脑皮质等广泛部位，共同调节心血管系统的活动。心血管活动的基本中枢在延髓，包括心交感中枢（又称心加速中枢）、心迷走中枢（又称心抑制中枢）和交感缩血管中枢。它们分别发出心交感神经、心迷走神经和交感缩血管神经支配着心脏和血管，通过中枢的反射活动完成调节功能。正常情况下，延髓心血管中枢的神经元经常保持一定程度的兴奋性，并通过各自的传出神经发放一定频率的冲动，即具有紧张性，从而控制心血管活动，使心率、血压维持在正常范围。心交感中枢和心迷走中枢的紧张性活动是相互拮抗的。安静时心迷走中枢的紧张性较高，心交感中枢的紧张性相对较低，故心率较慢（75 次/分左右）。延髓的心血管中枢对于调节心血管的正常活动有着重要作用，是生命中枢的重要组成部分。

（二）心血管的神经支配和作用

心脏受心交感神经和心迷走神经的双重支配（图 4-15），全身大多数血管的平滑肌受交感神经支配,仅有小部分器官的血管受交感或副交感舒血管神经支配。

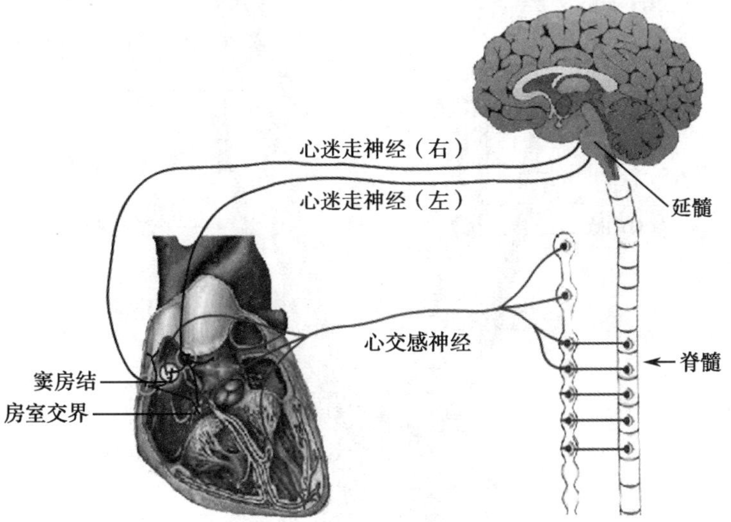

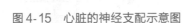

图 4-15　心脏的神经支配示意图

1. 心交感神经及其作用　心交感神经起源于脊髓胸段($T_1 \sim T_5$)侧角,节后纤维分布于心传导系统、心房肌和心室肌。心交感神经兴奋时,其纤维末梢释放去甲肾上腺素,与心肌细胞膜上的 β_1 受体结合,使心脏产生兴奋效应,引起心率增快、房室传导加速、心肌收缩力增强,因此,心输出量增多,血压升高。

2. 心迷走神经及其作用　心迷走神经起自源于延髓心迷走神经中枢,节后纤维分布于心传导系统和心房肌,而心室肌分布较少。心迷走神经兴奋时,其纤维末梢释放乙酰胆碱,与心肌细胞膜上的 M 受体结合,使心脏产生抑制效应,引起心率减慢,房室传导减慢,心肌收缩力减弱(主要是心房肌),因此,心输出量减少,血压降低。

3. 交感缩血管神经及其作用　交感缩血管神经起自延髓的交感缩血管中枢,其纤维支配着全身的大多数血管平滑肌。交感缩血管神经兴奋,节后纤维释放去甲肾上腺素,与血管平滑肌上的 α 受体结合,引起血管平滑肌收缩,外周阻力增大,使动脉血压升高。

4. 舒血管神经及其作用　体内部分器官的血管接受舒血管神经支配,包括交感舒血管神经和副交感舒血管神经。

(1)交感舒血管神经:支配骨骼肌血管的交感神经纤维是舒血管纤维,其末梢释放乙酰胆碱。当机体作剧烈运动、精神紧张或情绪激动时交感神经兴奋,骨骼肌血管平滑肌舒张,血流量增加,以适应肌肉活动的需要。

(2)副交感舒血管神经:脑、唾液腺、胃肠道和外生殖器等少数器官有副交感神经舒血管纤维分布,作用在于调节局部的血流量。

（三）心血管活动的反射性调节

神经系统对心血管活动的调节是通过各种心血管反射实现的。通过心血管反射活动使机体适应内外环境的变化,满足各种生命活动的需要。

1. 颈动脉窦和主动脉弓压力感受性反射　颈动脉窦和主动脉弓的血管壁上有对牵拉敏感的神经末梢,能感受动脉血压的变化,称为压力感受器(图 4-16)。

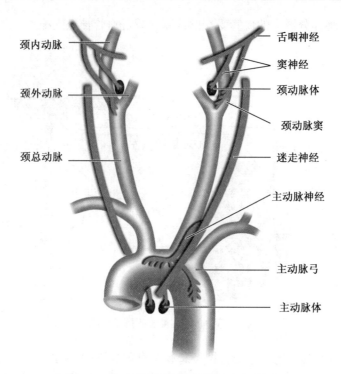

图 4-16 颈动脉窦和主动脉弓的压力感受器

当动脉血压快速升高时,刺激压力感受器,可引发减压反射,反射过程如图 4-17 所示。

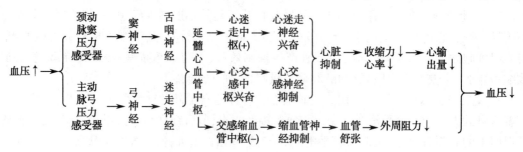

图 4-17 压力感受性反射过程

"↑":表示升高;"↓":表示降低

"+":表示兴奋;"−":表示抑制

减压反射是负反馈调节,对波动在 60 ~ 180mmHg(8.0 ~ 24.0kPa)范围内的快速血压变化非常敏感,对慢性血压变化则不敏感。其生理意义在于防止或缓冲动脉血压的急剧波动,维持动脉血压的相对稳定。

2. 颈动脉体和主动脉体化学感受性反射 在颈总动脉分叉处的颈动脉体和主动脉弓下方的主动脉体,能感受血液某些化学成分变化的变化,称为颈动脉体和主动脉体化学感受器。当体内缺 O_2、CO_2 浓度升高和 H^+ 浓度升高时,均可刺激这些化学感受器,产生的冲动分别沿窦神经和主动脉神经传入延髓,主要兴奋呼吸中枢,使呼吸加深加快。同时,也兴奋交感缩血管中枢,使血管收缩,外周阻力增大,动脉血压升高,称为升压反射。正常情况下,化学感受器反射主要调节呼吸运动。只有在机体缺 O_2、窒息、失血、动脉血压降低和酸中毒等情况下,才对心血管活动发挥明显调节作用。

知识窗口

心血管神经症

心血管神经症是以心血管疾病的有关症状为主要表现的临床综合征,属于功能性神经症的一种类型。由于受内外因素的影响,使调节支配心血管系统的神经正常活动受到了干扰,心脏也就出现了一时性的功能紊乱。大多数发生在中、青年人,女性多于男性,尤其是更年期女性。临床表现常见:失眠、多梦、急躁易怒、心烦、食欲不振、头晕、耳鸣等。本症以心理治疗为主,药物治疗为辅。首先需要耐心倾听病史,尽可能多地了解发病原因和有关因素,然后通俗易懂地讲解疾病性质,帮助患者解除顾虑。鼓励患者自我调整心态,安排好作息时间,适当进行文娱和体育活动。

二、体液调节

心血管的活动受血液和组织液中一些化学物质的调节。这些化学物质主要通过血液运输广泛作用于心血管系统,有些则主要作用于局部血管,调节局部血流量。

(一)全身性体液调节

1. 肾上腺素和去甲肾上腺素(表4-9)

表4-9 肾上腺素和去甲肾上腺素

作用异同点	肾上腺素	去甲肾上腺素
选择的受体	α、β受体	主要选择α受体,其次才是β₁受体
对心脏的作用	心跳加快、心输出量增多(强心药)	心跳加快、心输出量增多
对血管的作用	皮肤、腹腔脏器血管收缩	除冠脉外的其他血管收缩
	骨骼肌及冠状血管扩张	尤其是小血管强烈收缩
总的外周阻力	变化不大	外周阻力增大
血压	升高(通过强心)	明显升高,尤以舒张压升高(主要通过收缩血管)(升压药)
对心率的整体作用	加快	减慢(减压反射效应)

2. **肾素-血管紧张素系统** 由肾脏分泌的肾素,可在体内一系列酶的作用之下,分解成血管紧张素Ⅰ、血管紧张素Ⅱ和血管紧张素Ⅲ。其中,血管紧张素Ⅱ具有很强的缩血管作用,使外周阻力增加,血压升高。如果肾疾病使肾血流量长期减少,可使肾素分泌量增加,血管紧张素产生过多,导致动脉血压升高,称为肾性高血压。

(二)局部性体液调节

包括激肽、组胺、前列腺素以及组织代谢产物等,都能使组织微血管扩张,对局部组织和血液循环起一定的调节作用。

1. **激肽释放酶-激肽系统** 主要作用是舒张血管,增加血管壁的通透性。

2. **组胺** 舒张小动脉、增加局部毛细血管和微静脉的通透性,组织液生成增加。

3. **前列腺素** 使心率加快、心肌收缩力增强、血管舒张、血压下降。

4. 局部组织代谢产物　舒张血管,使局部组织血流量增加。

三、社会心理因素对心血管活动的影响

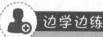
边学边练

实验五　哺乳动物动脉血压的调节

人体的心血管活动除受自然因素影响外,还受社会、心理因素的影响。因为人不仅具有生物属性,还具有社会属性。从社会属性来看,人作为社会的成员,其循环功能经常受到社会心理因素影响。在日常生活中,可以经常见到社会心理因素对心血管活动影响的实例。如紧张时心跳加快加强,激动时血压升高,羞愧时面部血管扩张以及一些语言刺激所引起的心血管反应等等。

事实证明,许多心血管疾病的发生与社会心理因素密切相关。由于社会进步,人处于高压、紧张,焦虑或长期视觉疲倦状态,大脑皮层过度兴奋,抑制平衡失调,导致血压上升,高血压的发病率明显呈上升趋势,推算我国现有的高血压患者已超过一亿。流行病调查显示,我国高血压患病率北方高于南方;沿海高于内地;城市高于农村。此外,在有吸烟、酗酒等不良生活习惯的人群中,高血压的发病率明显高于无此类不良习惯的人群。目前,心脑血管疾病的发病率位于各类疾病之榜首。警钟已然敲响,人们应该要注重社会心理因素的影响和心理平衡的调适,积极预防心血管疾病的发生。

第四节　器 官 循 环

一、冠脉循环

(一)解剖特点

1. 起始于主动脉根部的左右冠状动脉,承受的血压高。

2. 血管垂直穿插通过心肌壁到心内膜。因此,心肌收缩可压迫血管影响血流量。

3. 毛细血管极为丰富,与心肌纤维呈1:1,故心肌肥厚时,毛细血管不能相应增加,易发生缺氧。

(二)血流特点

1. 路途短、血流快、血压高。

2. 血流量大,耗氧量多　冠状动脉血液供应在安静时占心输出量的4%~5%,运动时达4~5倍。安静情况下,心肌的耗氧量在全身组织中占首位。

3. 毛细血管丰富　平均一条毛细血管供应一条肌原纤维,因此心肌和冠状动脉血液的物质交换速度快,有利于心脏的功能。

4. 周期性波动　心舒期血流量大于心缩期。由于冠状动脉血管大部分分支深埋在心肌内,心脏每次收缩将对其内血管产生压迫,血流阻力增大,从而使心缩期血流量减少。心舒期虽主动脉血压下降,但由于心肌舒张,解除对血管的压迫,血流阻力减少,血流量增加。因此,舒张压的高低和心舒期长短决定了冠状动脉血流量的多少。

(三)调节

1. 冠脉血流阻力与冠脉血流量成反比　收缩期冠状动脉血流量占20%~30%,舒张期占70%~80%。

2. 代谢因素 心肌代谢水平与冠状动脉血流量成正比。心肌代谢增强,局部代谢产物增加(腺苷),血管舒张,冠状动脉血流量增加。

3. 神经调节 迷走神经使冠状动脉舒张,但又能使心脏受抑制,代谢减弱,冠状动脉收缩,后者更占优势;交感神经使冠状动脉收缩,但能使心脏兴奋,代谢增强,冠状动脉舒张,后者占优势。

4. 体液调节 肾上腺素、去甲肾上腺素通过增加心肌耗氧量,使冠状动脉舒张;血管升压素通过收缩冠状动脉使血流减少。

二、肺循环

(一)血流特点

1. 血流阻力小,血压低 肺动脉管壁厚度仅为主动脉的 1/3,其分支短直径大,扩张性高,因此,血流阻力小,血压低。

2. 肺循环无组织液生成 肺循环血压低,其毛细血管血压低平均为 7mmHg,远低于血浆胶体渗透压,有利于肺泡内液体吸收,保持肺泡干燥,有利于肺泡气体交换。

3. 肺血容量大 肺血容量约为 450ml,占全身血量 9%。肺血管和肺组织可扩性大,从而起贮血库的作用。

(二)调节

1. 神经调节 交感神经直接使肺血管收缩,迷走神经使肺血管舒张。

2. 肺泡气的氧分压 氧分压下降,肺血管收缩,血流阻力增大。

三、脑循环

(一)脑循环血流的特点

1. 血流量大 占心输出量的 15% 左右。

2. 耗氧量大 占全身耗氧量的 20%,而且对缺氧的耐受性极差。

3. 脑血流量相对稳定 由于颅腔是固定的,脑组织、脑血管和脑脊液三者充满颅腔,相对不可压缩,脑血管扩张受限,加上自身调节,可使血流量相对稳定。

(二)调节

1. 体液因素 主要是血流中的 PCO_2、$[H^+]$ 和 PO_2。其中 CO_2 对脑血管的舒缩起主要调节作用。$PCO_2\uparrow$、$[H^+]\uparrow$ 和 $PO_2\downarrow$,均可使脑血管舒张,脑血流增多。

2. 自身调节 当动脉血压波动在 60 ~ 140mmHg(8.0 ~ 18.0kPa)范围内时,脑血流通过自身调节保持血流量相对恒定。

(三)血-脑脊液屏障和血-脑屏障

1. 血-脑脊液屏障 是指血液与脑脊液之间存在的一种特殊屏障。脂溶性物质易通过此屏障,而非脂溶性物质(如离子)则不易通过。

2. 血-脑屏障 是指血液与脑组织之间的物质通透屏障,称血脑屏障。此屏障对某种物质有特殊的通透性。脂溶性物质和部分水溶性物质(葡萄糖、氨基酸)易通过。

3. 作用 保持脑组织周围内环境稳定,防止血流中有害物质侵入。

(朱艳平 曹滢丹)

自测题

1. 心动周期中,左心室容积最大的时期是
   A. 等容收缩期末
   B. 等容舒张期末
   C. 射血期末
   D. 充盈期初
   E. 心房收缩期末

2. 第一心音标志着
   A. 心房收缩开始
   B. 心室收缩开始
   C. 心房舒张开始
   D. 心室舒张开始
   E. 心房收缩中期

3. 下述**不**常用于作心脏功能评价的是
   A. 心指数
   B. 心输出量
   C. 射血分数
   D. 外周阻力
   E. 每搏量

4. 比较不同个体心脏泵血功能最好的指标是
   A. 每搏量
   B. 心输出量
   C. 心指数
   D. 射血分数
   E. 回心血量

5. 心肌的后负荷是指
   A. 外周阻力
   B. 回心血量
   C. 血液黏滞性
   D. 动脉血压
   E. 心率

6. 心室肌细胞动作电位的特征主要是
   A. 0 期去极快
   B. 形成平台期
   C. 复极相分四期
   D. 4 期自动去极化
   E. 动作电位复杂

7. 心脏传导系统中,易产生房室传导阻滞的部位在
   A. 窦房结
   B. 房室束
   C. 房室交界
   D. 浦肯野纤维
   E. 心室肌

8. 心肌**不**发生强直收缩的主要原因是
   A. 有平台期
   B. 动作电位时程长
   C. 有效不应期长
   D. 终池不发达
   E. 具有房-室延搁

9. 影响血流外周阻力的主要因素是
   A. 血管口径
   B. 血流量
   C. 管壁弹性
   D. 血液黏滞性
   E. 血流速度

10. 窦房结是心跳起搏点的原因是
    A. 4 期自动去极化速度最快
    B. 动作电位无平台期
    C. 传导速度最快
    D. 0 期去极化速度快
    D. 动作电位只有 0、3、4 期

11. 平均动脉压等于
    A. 舒张压 +1/2 脉压
    B. 舒张压 +1/3 脉压
    C. 收缩压 +1/3 脉压
    D. 收缩压 +1/2 脉压
    E. 收缩压与舒张压之和的 1/3

12. 心率加快时
    A. 舒张压升高为主
    B. 收缩压升高为主

C. 舒张压降低　　　　　　　　　　D. 收缩压降低

E. 收缩压和舒张压均降低

13. 心室肌细胞动作电位平台期是下列哪些离子跨膜流动的综合结果

A. K^+ 内流, Ca^{2+} 外流　　B. Na^+ 内流, K^+ 外流　　C. Na^+ 内流, Cl^- 内流

D. Ca^{2+} 内流, K^+ 外流　　E. Na^+ 内流, Ca^{2+} 外流

14. 期前收缩产生的原因是额外刺激落在

A. 绝对不应期内　　　　　　　　　　B. 局部反应期

C. 有效不应期内　　　　　　　　　　D. 有效不应期之后

E. 只要刺激强度够大,任何时期都可

15. 影响舒张压的主要因素是

A. 每搏输出量　　　　B. 外周阻力　　　　C. 心率

D. 大动脉壁的弹性　　E. 循环血量

16. 影响正常收缩压的主要因素是

A. 每搏输出量　　　　B. 外周阻力　　　　C. 心率

D. 大动脉壁的弹性　　E. 循环血量

17. 严重高血钾的病人的心脏活动可产生

A. 心率加快　　　　　B. 心肌收缩力增强　　C. 停搏于舒张状态

D. 停搏于收缩状态　　E. 心肌兴奋传导加速

18. 关于中心静脉压的叙述,**错误的**是

A. 指右心房和胸腔内大静脉的血压　　B. 其正常值为 $4\sim12cmH_2O$

C. 可反映心脏射血的能力　　　　　　D. 可作为临床控制输液的指标

E. 回心血量越多,中心静脉压越低

19. 关于微循环中迂回通路,**错误的**是

A. 血流速度慢　　　　B. 进行物质交换场所　　C. 经常保持开放状态

D. 毛细血管路途长　　E. 通过真毛细血管网

20. 调节心血管活动的基本中枢位于

A. 脊髓　　　　　　　B. 延髓　　　　　　　C. 脑桥

D. 下丘脑　　　　　　E. 大脑皮层

21. 心交感神经兴奋引起心脏活动,下述正确的是

A. 心率加快　　　　　B. 心肌收缩力减弱　　C. 传导速度减慢

D. 血压下降　　　　　E. 心输出量减少

22. 肾上腺素的作用**不包括**

A. 心肌收缩力加强　　　　　　　　　　B. 使骨骼肌血管舒张

C. 使内脏和皮肤血管收缩　　　　　　D. 整体作用使心率减慢

E. 心率加快

23. 正常人心率超过每分钟180次时,心输出量减少的主要原因是

A. 等容收缩期缩短　　B. 心射血期缩短　　　C. 心充盈期缩短

D. 等容舒张期缩短　　E. 心房收缩期缩短

24. 心肌细胞中,传导速度最慢的是

A. 心房　　　　　　　B. 房室交界　　　　　C. 左、右束支

D. 浦肯野纤维　　　　　　E. 心室肌

25. 心电图 QRS 波群可反映
    A. 心房肌去极化　　　　　　　　B. 心房肌复极化
    C. 心室肌去极化　　　　　　　　D. 心室肌复极化
    E. 兴奋从心房传到心室所需时间

26. 心动周期中,心室血液充盈主要是由于
    A. 心房收缩的挤压作用　　　　　B. 血液的重力作用
    C. 心室舒张的抽吸作用　　　　　D. 血压升高血流加快
    E. 胸内负压促进静脉回流

第五章 呼 吸

学习目标

1. 掌握肺通气的动力;胸膜腔负压形成的原理和生理意义;肺内压的周期性变化;血液中 PCO_2、$[H^+]$ 和 PO_2 变化对呼吸运动的调节。

2. 熟悉呼吸的概念和基本过程;肺泡表面活性物质的来源、作用和生理意义;影响肺换气的因素;氧气在血液中运输的主要形式和特点;CO_2 运输的主要形式。

3. 了解肺活量、用力呼气量、每分通气量和肺泡通气量的概念及其生理意义;氧解离曲线的特点和意义。

4. 学会人体肺活量测量方法。

 情景导入与思考

情景导入:

  小明同学,暑假中与同学结伴去水库游玩,不幸溺水,同学和路人救起后立即为小明做胸外按压和口对口人工呼吸,经过大家的共同努力,小明终于转危为安。

请思考:

1. 对呼吸骤停的病人为什么要实施人工呼吸?
2. 临床上人工呼吸的原理是什么?

  新生儿出生时的第一声啼哭,标志着呼吸的开始。生理学上所谓的呼吸并不是人们通常认为的吸气和呼气过程。细胞在新陈代谢过程中,不断从外界摄入 O_2,同时排出代谢产生的 CO_2。机体与外界环境之间进行的气体交换过程,称为呼吸(respiration)。呼吸由三个连续的环节组成:①外呼吸,包括肺通气和肺换气。②气体在血液中的运输。③内呼吸又称组织换气(图 5-1)。

  呼吸的生理意义主要是维持机体内环境 O_2 和 CO_2 含量的相对稳定,保证新陈代谢的正常进行。呼吸过程中的任何一个环节发生障碍,均可导致机体缺 O_2 和(或)CO_2 聚积,使内环境稳态遭到破坏,影响细胞的代谢和功能,甚至危及生命。

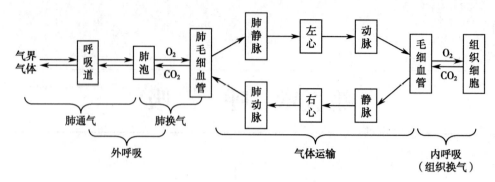

图 5-1 呼吸全过程示意图

第一节 肺 通 气

肺通气(pulmonary ventilation)是指气体经呼吸道进出肺的过程。呼吸道是气体进出肺的通道,并对吸入气体起加温、加湿和过滤清洁等作用。肺泡是肺泡气与血液进行气体交换的场所。

一、肺通气的原理

气体进出肺取决于两个因素的相互作用:一是推动气体流动的动力;二是阻止其流动的阻力。前者必须克服后者,才能实现肺通气。

(一)肺通气的动力

肺通气的直接动力是肺内压与大气压之差,这种压力差源于呼吸运动。因此,呼吸运动是肺通气的原动力。肺通气的动力可归纳为图 5-2。

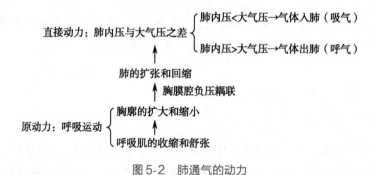

图 5-2 肺通气的动力

1. 呼吸运动 呼吸肌收缩和舒张引起的胸廓节律性扩大和缩小称为呼吸运动,包括吸气运动和呼气运动。呼吸肌分为吸气肌和呼气肌,吸气肌有膈肌和肋间外肌,此外还有斜角肌、胸锁乳突肌等辅助吸气肌;呼气肌主要有肋间内肌和腹肌。

(1)平静呼吸和用力呼吸:安静状态下的呼吸运动称为平静呼吸,每分钟约 12 ~ 18 次。其吸气运动是由膈肌和肋间外肌收缩实现的。膈肌收缩时,膈顶下移,使胸廓的上下径增大(图 5-3)。肋间外肌收缩时,肋骨和胸骨上提,同时肋骨下缘向外侧偏转,使胸廓的前后径和左右径增大(图 5-3)。因此,膈肌和肋间外肌的收缩使胸廓扩大,肺也随着扩张,肺容积增大,肺内压下降,低于大气压,气体入肺,完成吸气运动;其呼气运动并不是由呼气肌收缩引起,而是由膈肌和肋间外肌舒张所致。当膈肌和肋间外肌舒张时,膈肌、肋骨和胸骨自然回位,使胸廓和肺容积缩小,肺内压升高,大于大气压,气体出肺,完成呼气运动(图5-3)。平静呼吸的特点是:吸气运动是主动过程,而呼气运动是被动过程。

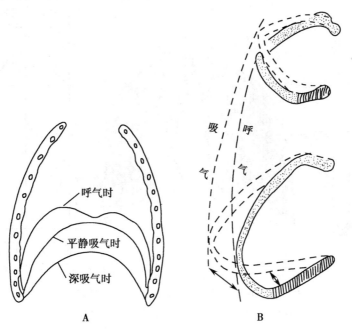

图5-3 呼吸肌运动引起的胸腔容积变化示意图

A. 膈肌收缩和舒张时的胸腔容积变化;B. 肋间外肌收缩和舒张时的胸腔容积变化

人在劳动或剧烈运动时,呼吸运动加深加快,称为用力呼吸或深呼吸。其吸气运动除膈肌和肋间外肌收缩外,辅助吸气肌也参与收缩,使胸廓进一步扩大,因此能吸入更多的气体。其呼气运动除吸气肌舒张外,还需要呼气肌收缩,使胸廓进一步缩小,肺内压进一步升高,呼出更多的气体。因此,用力呼吸的吸气运动和呼气运动都是主动过程。

(2)腹式呼吸和胸式呼吸:膈肌收缩和舒张时主要造成腹壁的起伏,这种以膈肌舒缩活动为主的呼吸运动称为腹式呼吸。肋间外肌收缩和舒张时主要引起胸壁的起伏,这种以肋间外肌舒缩活动为主的呼吸运动称为胸式呼吸。一般情况下,呈混合式呼吸,只有在胸部或腹部活动受限时才会出现某种单一的呼吸运动形式。

2. 胸膜腔和胸膜腔内压 肺与胸廓在结构上并不相连,呼吸运动过程中肺能随胸廓的运动而扩张和回缩,这与胸膜腔的特征和胸膜腔内压的作用有关。

胸膜腔是由胸膜壁层和脏层围成的密闭潜在的腔隙。正常胸膜腔内没有气体,仅有少量浆液,浆液有两方面的作用:一是在两层胸膜之间起润滑作用;二是浆液分子的内聚力使两层胸膜紧密相贴,使肺可以随胸廓的运动而扩张和回缩。

胸膜腔内的压力称为胸膜腔内压。测量结果表明,平静呼吸过程中,胸膜腔内压均低于大气压(即为负压),并随呼吸运动发生周期性变化。平静呼气末为 $-5 \sim -3$ mmHg;平静吸气末为 $-10 \sim -5$ mmHg。

(1)胸膜腔负压的形成:胸膜腔负压与作用于胸膜腔的两种力有关:一是肺内压,使肺扩张;二是肺回缩力,使肺缩小(图5-4)。胸膜腔内压是这两种方向相反力的代数和,即:胸膜腔内压＝肺内压－肺回缩力。在吸气末或呼气末,肺内压等于大气压。因此,胸膜腔内压＝大气压－肺回缩力。若以大气压为零,则:胸膜腔内压＝－肺回缩力。可见,胸膜腔负压是由肺回缩力造成的。吸气时,肺扩张的程度增大,肺回缩力增大,胸膜腔负压增大;呼气时,则相反。

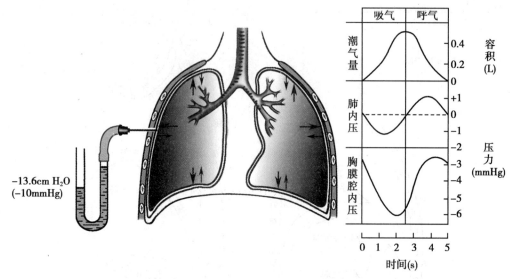

图5-4 呼吸时肺内压、胸膜腔内压及呼吸气量的变化
向外的箭头代表肺内压,向内的箭头代表肺回缩力

(2)胸膜腔负压的生理意义:①维持肺的扩张状态,并使肺能随胸廓的运动而张缩。②降低中心静脉压,促进静脉血和淋巴液的回流。如果胸膜受损,破坏了胸膜腔的密闭性,气体将顺压力差进入胸膜腔而造成气胸。气胸时胸膜腔负压减小甚至消失,肺因回缩力而萎陷;静脉血和淋巴液回流也受阻,导致呼吸和循环功能障碍,甚至危及生命。

3. 肺内压 肺内压是指肺泡内的压力。可随呼吸运动发生周期性的变化:平静吸气初,肺扩张,肺内压低于大气压,气体入肺,至吸气末肺内压等于大气压;平静呼气初,肺缩小,肺内压高于大气压,气体出肺,至呼气末肺内压又等于大气压(图5-4)。正是由于呼吸运动过程中肺内压的这种周期性的变化,造成肺内压与大气压之间的压力差,成为实现肺通气的直接动力。

 临床应用

人工呼吸

人工呼吸是通过人工的方式建立起肺内压与大气压之间的压力差,以维持肺通气的过程,分为正压法和负压法两类。正压法是通过正压引起吸气的方式(如呼吸机、口对口吹气法),而负压法是通过负压引起吸气的方式(如俯卧举臂压背法和仰卧压胸法)。临床上对呼吸暂停的病人进行急救复苏时,常采用人工呼吸。

(二)肺通气的阻力

肺通气的阻力包括弹性阻力和非弹性阻力。前者约占总阻力的70%,后者约占30%。

1. 弹性阻力 弹性物体在外力作用下变形时所产生的对抗变形的力称为弹性阻力。肺通气的弹性阻力来自胸廓和肺,一般情况下主要来自于肺。

肺的弹性阻力即肺回缩力有两个来源:一是肺泡表面张力,约占肺弹性阻力的2/3;二是肺组织弹性纤维产生的弹性回缩力,约占1/3。

(1)肺泡表面张力:在肺泡内壁覆盖有一薄层液体,由于液体分子间的吸引力,使液体表面积有尽量缩小的倾向,从而产生表面张力。表面张力的方向指向肺泡的中心,使肺泡有回缩的趋势,于是构成了肺的回缩力。

肺泡Ⅱ型细胞可合成和释放一种脂蛋白混合物,称为肺泡表面活性物质。分布在肺泡壁液体分子层表面,可降低肺泡表面张力。其生理意义是:①减小了肺的弹性阻力,使肺容易扩张,保证肺通气的顺利进行。②避免肺毛细血管中液体渗入肺间质和肺泡,防止肺水肿的发生。肺泡内缺乏表面活性物质,肺泡表面张力过大从而发生肺不张和肺水肿。

(2)肺的弹性回缩力:肺组织含弹性纤维,肺扩张时弹性纤维会产生回缩力。在一定范围内,肺被扩张得越大,弹性回缩力越大,肺弹性阻力也越大。反之,就越小。

肺和胸廓弹性阻力的大小通常用顺应性来表示。顺应性(compliance)是指在外力作用下,弹性物体扩张的难易程度。容易扩张的则顺应性大,不易扩张的则顺应性小。可见顺应性与弹性阻力成反比关系。

2. 非弹性阻力 主要指气道阻力。气道阻力是气体进出呼吸道时所产生的摩擦力,其大小与呼吸道口径、气流速度和气流形式有关,但主要取决于呼吸道的口径。它与呼吸道半径的4次方成反比。

呼吸道平滑肌受自主神经支配。交感神经兴奋,呼吸道平滑肌舒张,阻力减小;副交感神经神经兴奋,呼吸道平滑肌收缩,阻力增大。支气管哮喘患者发作时,因支气管平滑肌痉挛,气道阻力明显增大,表现为呼吸困难,临床上可用支气管解痉药物来缓解。

二、肺容量和肺通气量

肺容量和肺通气量是衡量肺通气功能的指标。

(一)肺容量

肺容纳气体的量,称肺容量。在呼吸运动周期中,肺容量随气体的吸入或呼出而发生变化。其变化幅度主要与呼吸深度有关。可用肺量计测定和描记(图5-5)

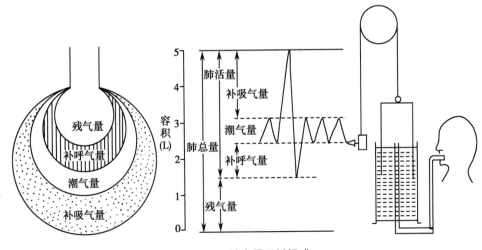

图5-5 肺容量及其组成

1. 潮气量　每次呼吸时,吸入或呼出的气体量,称为潮气量。平静呼吸时正常成人的潮气量为 400～600ml,平均 500ml。

2. 补吸气量　平静吸气末,再尽力吸气所增加的气量,称补吸气量。正常成人为 1.5～2.0L。

3. 补呼气量　平静呼气末,再尽力呼气所增加的气量,称补呼气量。正常成人为 0.9～1.2L。

4. 残气量和功能残气量　最大呼气末肺内残余的气体量,称为残气量。正常成人为 1.0～1.5L。平静呼气末肺内存留的气体量,称为功能残气量。它是补呼气量和残气量之和,正常成人约为 2.5L。

5. 肺活量和用力呼气量　最大吸气后再尽力呼气,所能呼出的最大气体量称为肺活量 (vital capacity,VC)。它是潮气量、补吸气量和补呼气量之和。正常成年男性约为 3.5L,女性约为 2.5L。肺活量有较大的个体差异。它反映了一次通气的最大能力,在一定程度上可作为评价肺通气功能的指标。

用力呼气量又称时间肺活量,是指一次最大吸气后再尽力尽快呼气,在一定时间内所能呼出的气体量占肺活量的百分数。正常人第 1、2、3 秒末分别呼出 83%、96%、99%。其中第 1 秒末的用力呼气量意义最大,低于 60% 为不正常。肺弹性降低或阻塞性肺疾患,用力呼气量可显著降低。用力呼气量是评价肺通气功能的较好指标。

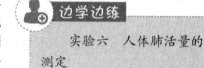

边学边练

实验六　人体肺活量的测定

6. 肺总量　肺所能容纳的最大气体量称为肺总量。它等于肺活量与残气量之和,正常成年男性为 5.0～6.0L,女性为 3.5～4.5L。

(二)肺通气量

1. 每分通气量　每分钟吸入或呼出的气体总量,称为每分通气量。其值等于潮气量乘以呼吸频率。正常成人平静呼吸时,每分通气量约为 6.0～9.0L。劳动或运动时,每分通气量增大。在尽力作深快呼吸时,每分钟所能吸入或呼出的最大气体量称为最大通气量。最大通气量一般可达 150L,它能反映肺通气功能的储备能力。

2. 无效腔和肺泡通气量　每次吸入的气体,一部分将留在鼻腔至终末细支气管之间的呼吸道内,这部分气体不能与血液之间进行气体交换,故将这部分呼吸道的容积称为无效腔,正常成人约为 150ml。真正有效的气体交换量应以肺泡通气量为准。肺泡通气量(alveolar ventilation)是指每分钟吸入肺泡的新鲜空气量。其计算公式为:肺泡通气量 = (潮气量 - 无效腔气量) × 呼吸频率。

每分通气量和肺泡通气量的多少都与潮气量和呼吸频率有关,但潮气量和呼吸频率的变化对二者的影响不同。从表 5-1 可看出,深慢呼吸比浅快呼吸的气体交换效率高。

表 5-1　不同呼吸形式的肺通气量(ml/min)

呼吸形式	每分通气量	肺泡通气量
平静呼吸	500×12 = 6000	(500 - 150)×12 = 4200
浅快呼吸	250×24 = 6000	(250 - 150)×24 = 2400
深慢呼吸	1000×6 = 6000	(1000 - 150)×6 = 5100

第二节 气体的交换和运输

一、气体的交换

气体的交换包括肺换气和组织换气。肺换气是指肺泡与肺毛细血管血液之间进行的气体交换,组织换气是指血液与组织细胞之间进行的气体交换。

(一)气体交换的动力

气体交换的动力是气体分压差,气体总是由分压高处向分压低处扩散。肺泡气、血液和组织中氧分压(PO_2)和二氧化碳分压(PCO_2)值见表5-2。

表5-2 安静时肺泡、血液和组织内 O_2 和 CO_2 的分压(mmHg)

	肺泡气	静脉血	动脉血	组织
Po_2	102	40	100	30
Pco_2	40	46	40	50

(二)气体交换的过程

1. 肺换气过程 O_2 和 CO_2 在肺部扩散必须经过呼吸膜。呼吸膜有6层结构(图5-6),但总厚度不到1μm,其通透性很大,非常有利于气体的扩散。正常成人呼吸膜的总面积约70m^2,安静状态下,用于气体扩散的呼吸膜面积约40m^2,因此有相当大的储备面积。

当静脉血流经肺时,由于肺泡气 PO_2 高于静脉血 PO_2,肺泡气 PCO_2 低于静脉血 PCO_2,因此在分压差的作用下,O_2 由肺泡向血液扩散,CO_2 则由血液向肺泡扩散,结果使血中 PO_2 升高,PCO_2 降低,于是静脉血变成了动脉血(图5-7)。

2. 组织换气过程 当动脉血流经组织时,由于动脉血 PO_2 高于组织 PO_2,动脉血 PCO_2 低于组织 PCO_2,因此,在分压差作用下,O_2 由动脉血向组织扩散,CO_2 则由组织向血液中扩散,结果使血液中 PO_2 降低,PCO_2 升高,动脉血变成了静脉血(图5-7)。

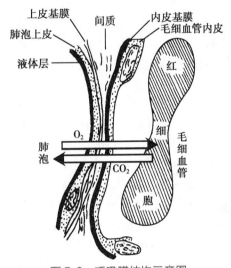

图5-6 呼吸膜结构示意图

(三)影响肺换气的因素

1. 气体扩散速率 单位时间内气体扩散的容积为气体扩散速率。受气体分压差、气体分子量和溶解度等因素影响,其中与气体分压差和气体在溶液中的溶解度成正比,与气体分子量的平方根成反比。将 O_2 与 CO_2 的各项参数代入计算,CO_2 的扩散速率约为 O_2 的2倍。因此临床上肺部疾患,气体交换障碍时,一般首先表现为缺氧。

2. 呼吸膜的厚度和面积 病理情况下,如肺炎、肺水肿和肺纤维化等,使呼吸膜的厚度增加,气体交换速率减慢,肺换气效率降低;肺不张、肺气肿时,均使呼吸膜扩散面积减小,导致气体交换减少,肺换气效率降低。

3. 通气/血流比值 指肺泡通气量与每分钟肺血流量的比值。正常成人安静时,肺泡通气量为 4.2L/min,每分钟肺血流量与心输出量相当,约为 5L/min,通气/血流比值为 0.84。此时通气量与血流量配比最适合,肺换气效率最高。比值增大或减小均可使肺换气效率降低。

二、气体在血液中的运输

气体通过在血液中的运输,沟通了肺换气和组织换气。O_2 和 CO_2 在血液中的运输形式有两种,即物理溶解和化学结合。物理溶解运输的量很少,但很重要,因为它是化学结合和释放的先决条件。

(一)氧的运输

1. 物理溶解 O_2 在血液中溶解的量很少,仅占血液运输 O_2 总量的 1.5%。

2. 化学结合 指 O_2 与 Hb 结合,形成氧合血红蛋白(HbO_2)。它是 O_2 在血液中运输的主要形式,占血液运输 O_2 总量的 98.5%。

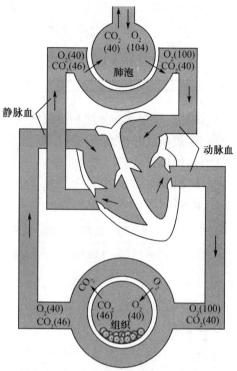

图 5-7 肺换气和组织换气示意图
图中数字为气体分压,单位为 mmHg

$$Hb + O_2 \xrightleftharpoons[\text{PO}_2\text{ 低}]{\text{PO}_2\text{ 高}} HbO_2$$

(1)O_2 与 Hb 结合的特征:该反应迅速、可逆,不需要酶参与,决定反应方向的因素是 PO_2,如上式所示。因 Hb 中的 Fe^{2+} 与 O_2 结合后仍是 Fe^{2+},所以该反应是氧合而不是氧化。如果 Hb 中的 Fe^{2+} 被氧化成 Fe^{3+}(如亚硝酸盐中毒),就不能再结合 O_2,导致机体缺氧。1 分子 Hb 可结合 4 分子 O_2,100ml 血液中 Hb 所能结合的最大 O_2 量称为 Hb 氧容量。而 100ml 血液中 Hb 实际结合的 O_2 量称为 Hb 氧含量。Hb 氧含量占 Hb 氧容量的百分比称为 Hb 氧饱和度(又称血氧饱和度)。HbO_2 呈鲜红色,去氧 Hb 呈紫蓝色。当血液中去氧 Hb 含量超过 50g/L 时,则皮肤、黏膜呈青紫色,这种现象称为发绀。发绀通常是人体缺氧的标志。Hb 还可与 CO 结合,生成一氧化碳血红蛋白(HbCO),呈樱桃红色。由于 Hb 与 CO 结合能力是 O_2 的 210 倍,故 CO 中毒时,O_2 很难与 Hb 结合,引起机体缺氧。

知识窗口

CO 中毒

CO 中毒即通常所说的煤气中毒。空气中的 CO 含量如果达到 0.04% ~ 0.06% 时,就可使人中毒。常见中毒原因①在密闭的居室里用煤气、煤球炉取暖、做饭。②管道煤气漏气。③使用燃气热水器洗浴,通风不良。④冬季在车库内长时间发动汽车或开动车内空调后在车内睡眠等。煤气中毒现场急救要点:立即打开门窗通风,尽快把病人搬离中毒环境;呼吸心跳停止时,立即进行人工呼吸和心脏按压;同时呼叫 120 急救服务。

（2）氧解离曲线：表示血液 PO_2 与 Hb 氧饱和度关系的曲线，称为氧解离曲线。此曲线呈 S 形（图 5-8）。

氧解离曲线的主要特点和意义：①曲线上段相当于血液中 PO_2 为 $60 \sim 100mmHg$ 之间的区段，比较平坦，反映了 Hb 与 O_2 结合的特点，即 PO_2 在这个范围内变化时，对血氧饱和度的影响不大。因此，在高原、高空环境或某些呼吸系统疾病时，只要 PO_2 不低于 $60mmHg$，血氧饱和度仍可保持在 90% 以上，血液仍能携带足够的氧，不至于发生明显的低氧血症。但这一特点也不利于早期发现呼吸系统和心血管疾病。②曲线中段相当于 PO_2 为 $40 \sim 60mmHg$ 之间的区段，比较陡直，反映了 HbO_2 释放 O_2 的特点。即 PO_2 在这个范围内稍有降低，血氧饱和度出现较明显的下降，释放出的 O_2 供组织代谢利用。③曲线下段相当于 PO_2 为 $15 \sim 40mmHg$ 之间的区段，最陡，也是 HbO_2 释放 O_2 的部分，表明 PO_2 稍有降低，血氧饱和度将大幅度下降，释放出更多的 O_2 以满足机体活动增强时对 O_2 的需要。

氧解离曲线受血液 PCO_2、pH 和温度等因素的影响。血液中 PCO_2 增高、pH 下降和温度升高，使氧解离曲线右移（图 5-8），即 Hb 和 O_2 的亲和力降低，O_2 的释放增多；反之，则使曲线左移（图 5-8），即 Hb 和 O_2 的亲和力增加，O_2 的释放减少。

（二）二氧化碳的运输

1. 物理溶解　约占血液运输 CO_2 总量的 5%。

2. 化学结合　CO_2 的化学结合形式有以下两种（图 5-9）：

（1）形成碳酸氢盐：约占 CO_2 运输总量的 88%。当血液流经组织时，CO_2 由组织扩散入血浆，血浆中的 CO_2 大部分进入红细胞，在碳酸酐酶（CA）催化下，迅速与 H_2O 结合生成 H_2CO_3，并解离成 H^+ 和 HCO_3^-。HCO_3^- 除一小部分在红细胞内与 K^+ 生成 $KHCO_3$ 外，大部分顺浓度梯度扩散入血浆，与血浆中 Na^+ 生成 $NaHCO_3$。在肺部，反应向相反方向进行。

（2）形成氨基甲酸血红蛋白：进入红细胞内的 CO_2 除大部分形成 HCO_3^- 外，还有小部分直接与血红蛋白的氨基结合，形成氨基甲酸血红蛋白（HbNHCOOH），这一反应迅速、可逆、不需酶参与，约占 CO_2 运输总量的 7%。

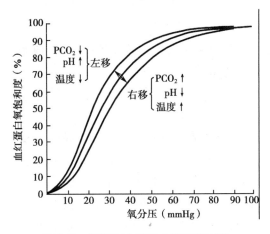

图 5-8　氧解离曲线及主要影响因素

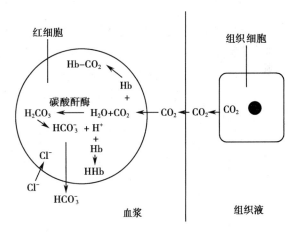

图 5-9　CO_2 的运输

第三节　呼吸运动的调节

呼吸运动是一种节律性的活动，而且其深度和频率可随机体内、外环境的改变而改变，

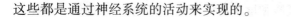

这些都是通过神经系统的活动来实现的。

一、呼吸中枢

中枢神经系统内产生和调节呼吸运动的神经细胞群所在的部位,称为呼吸中枢。它们分布于大脑皮质、脑干和脊髓等各级中枢部位,脑的各级部位对呼吸运动的产生和调节起着不同的作用,正常呼吸运动是在各级呼吸中枢的相互配合下实现的。

(一)脊髓

支配呼吸肌的运动神经元位于脊髓灰质前角,它们发出膈神经和肋间神经分别支配膈肌和肋间肌。实验证明,只保留脊髓时动物的呼吸运动立即停止。这提示脊髓不能产生节律性的呼吸运动,它只是联系脑和呼吸肌的中转站。

(二)延髓

延髓有吸气神经元和呼气神经元,主要集中在腹侧和背侧两组神经核团内,其轴突纤维下行支配脊髓前角的呼吸肌运动神经元。实验证明,保留动物的延髓和脊髓时,动物可存在节律性的呼吸运动,但呼吸节律不规则,呈喘息样呼吸。说明延髓是产生节律性呼吸运动的基本中枢。但正常呼吸节律的形成,还有赖于上位呼吸中枢的作用。

(三)脑桥

在脑桥前部有呼吸调整中枢,该中枢的神经元与延髓呼吸中枢之间有双向联系,其作用是限制吸气,促使吸气向呼气转换。目前认为,正常呼吸节律是脑桥和延髓呼吸中枢共同活动形成的。

(四)大脑皮质

人在一定范围内可以有意识地暂时屏气,或随意控制呼吸运动的深度与频率,也可由条件反射或情绪改变而引起呼吸运动变化,这些都是在大脑皮质的控制下进行的。

二、呼吸运动的反射性调节

(一)化学感受性呼吸反射

动脉血或脑脊液中 PO_2、PCO_2 及 H^+ 浓度的改变,可通过刺激化学感受器,反射性地调节呼吸运动的频率和深度,从而维持内环境中这些因素的相对稳定。

1. 化学感受器　参与呼吸运动调节的化学感受器因其所在部位的不同,分为外周化学感受器和中枢化学感受器两种。

(1)外周化学感受器:指颈动脉体和主动脉体,可感受动脉血 PO_2、PCO_2 及 H^+ 浓度的变化。当动脉血 PO_2 降低、PCO_2 升高或 H^+ 浓度升高时,外周化学感受器兴奋,冲动分别沿窦神经(舌咽神经的分支)和主动脉神经(迷走神经分支)传入延髓,兴奋延髓呼吸中枢。

(2)中枢化学感受器:位于延髓腹外侧浅表部位,可感受脑脊液和局部细胞外液中 H^+ 浓度的变化。血液中的 H^+ 不易通过血-脑屏障,故血液中 H^+ 浓度的变化对中枢化学感受器的直接作用较小。但血液中的 CO_2 则易于通过血-脑屏障进入脑脊液,与水结合形成 H_2CO_3,H_2CO_3 进一步解离出 H^+ 来刺激中枢化学感受器,进而兴奋延髓呼吸中枢。

2. CO_2、O_2 和 H^+ 对呼吸运动的调节

(1)CO_2:CO_2 是调节呼吸运动最重要的生理性刺激因素。通过实验得知,动脉血中

PCO_2 过低时(如过度通气),可发生呼吸运动暂停;PCO_2 在一定范围内升高时(吸入气中 CO_2 含量在 2% ~4% 时),呼吸运动加深加快,肺通气量增加,使动脉血中 PCO_2 可重新接近正常水平。PCO_2 过高时(吸入气 CO_2 含量超过 7%),由于 CO_2 在体内堆积,使中枢神经系统包括呼吸中枢的活动受抑制,出现呼吸困难、头痛、头昏,甚至昏迷,出现 CO_2 麻醉。CO_2 对呼吸运动的兴奋作用是通过刺激中枢化学感受器和外周化学感受器两条途径实现的,但以中枢化学感受器为主。因此,一定浓度的 CO_2 对维持呼吸中枢的兴奋性是必需的。

(2)O_2:动脉血 PO_2 下降到 80mmHg 以下时,可出现呼吸运动加深加快,肺通气量增加。实验表明,低 O_2 对呼吸运动的调节作用是通过刺激外周化学感受器来实现的。但低 O_2 对呼吸中枢的直接作用是抑制。轻度缺 O_2 时,刺激外周化学感受器而兴奋呼吸中枢的作用占优势,呼吸运动加深加快,吸入更多的氧来纠正机体缺氧;重度缺 O_2 时,对呼吸中枢的直接抑制作用占优势,则导致呼吸运动减弱甚至停止。

临床应用

严重肺气肿或肺心病患者为何不能高浓度持续吸入纯氧?

一定范围内动脉血 PCO_2 升高和 PO_2 降低都可通过刺激化学感受器使呼吸中枢兴奋,但正常情况下是靠 CO_2 来兴奋呼吸中枢的。病理情况下如严重慢性支气管炎、肺心病时,患者既有低 O_2 又有 CO_2 潴留,由于血中长期保持高浓度的 CO_2,呼吸中枢对 CO_2 刺激的敏感性已降低,此时低 O_2 通过刺激外周化学感受器使呼吸中枢兴奋成为调节呼吸运动的重要因素。对这类患者不应快速给氧,应采取低浓度持续给氧,以免突然解除低 O_2 的刺激作用,导致呼吸抑制。

(3)H^+:动脉血 H^+ 浓度升高,可使呼吸运动加深加快,肺通气量增加;H^+ 浓度降低,呼吸运动抑制。H^+ 对呼吸运动的调节作用主要通过刺激外周化学感受器实现的。

(二)肺牵张反射

肺扩张或缩小引起的反射称为肺牵张反射。其反射过程是:吸气时肺扩张,位于细支气管平滑肌层的牵张感受器受到牵拉刺激而兴奋,冲动沿迷走神经传入延髓,在延髓内通过一定的神经联系使吸气转为呼气。其生理意义在于防止吸气过深过长,促进吸气转为呼气。反之,肺缩小时,反射性地引起吸气。在动物实验中,如切断两侧的迷走神经,动物的吸气过程延长,呼吸变得深而慢。

平静呼吸时,肺牵张反射一般不参与呼吸运动的调节。在病理情况下,如肺不张、肺水肿时,引起该反射,使呼吸运动变浅变快。

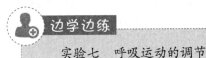

边学边练

实验七 呼吸运动的调节

(三)防御性呼吸反射

1. 咳嗽反射 是喉、气管和支气管的黏膜受到机械或化学刺激时引起的一种反射,可将呼吸道异物或分泌物排出体外。此反射对机体具有保护作用。但长期和剧烈的咳嗽可导致肺气肿。

2. 喷嚏反射 是由鼻黏膜受刺激引起的反射活动,其作用是清除鼻腔中的刺激物。

(卢爱青)

自测题

1. 肺通气的原动力是
　　A. 肺内压与大气压之差 　　　　　　　　　B. 肺的张缩
　　C. 呼吸运动 　　　　　　　　　　　　　　D. 胸廓的张缩
　　E. 胸膜腔内压与大气压之差

2. 肺通气的直接动力是
　　A. 胸膜腔内压与大气压之差 　　　　　　　B. 胸膜腔内压的周期性变化
　　C. 肺内压与大气压之差 　　　　　　　　　D. 肺回缩力
　　E. 肺内压与胸膜腔内压之差

3. 维持胸膜腔负压的的必要条件是
　　A. 胸膜腔的密闭性 　　　　　　　　　　　B. 两层胸膜之间有浆液
　　C. 呼吸肌收缩 　　　　　　　　　　　　　D. 胸膜腔内压低于大气压
　　E. 肺内有表面活性物质

4. 关于胸膜腔负压生理作用的叙述,**错误的**是
　　A. 是肺通气的直接动力 　　　　　　　　　B. 促进静脉血和淋巴液的回流
　　C. 维持肺的扩张状态 　　　　　　　　　　D. 降低气道阻力
　　E. 以上均不是

5. 关于肺泡表面活性物质的描述,**错误的**是
　　A. 由肺泡Ⅱ型细胞分泌 　　　　　　　　　B. 是一种脂蛋白复合物
　　C. 能降低肺泡表面张力 　　　　　　　　　D. 能降低肺的顺应性
　　E. 均匀覆盖在肺泡液体层表面

6. 评价肺通气功能较好的指标是
　　A. 潮气量 　　　　　B. 补吸气量 　　　　　C. 补呼气量
　　D. 肺活量 　　　　　E. 用力呼气量

7. 肺的有效通气量是指
　　A. 每分通气量 　　　B. 肺泡通气量 　　　　C. 肺活量
　　D. 肺总容量 　　　　E. 用力呼气量

8. 最大吸气后再尽力呼气所能呼出的气体量称为
　　A. 肺总容量 　　　　B. 肺活量 　　　　　　C. 用力呼气量
　　D. 补呼气量 　　　　E. 残气量

9. 肺泡通气量是指
　　A. 每次吸入气体量 　　　　　　　　　　　B. 每分钟吸入或呼出的气体总量
　　C. 每分钟吸入肺泡的新鲜空气量 　　　　　D. 每次呼出气体量
　　E. 最大吸气后再尽力呼气所能呼出的气体量

10. 每分通气量和肺泡通气量之差等于
　　A. 潮气量×呼吸频率 　　　　　　　　　　B. 残气量×呼吸频率
　　C. 无效腔气量×呼吸频率 　　　　　　　　D. 肺活量×呼吸频率
　　E. 功能残气量×呼吸频率

11. 呼吸频率从每分钟 12 次增加到每分钟 24 次,潮气量从 500ml 减少到 250ml 时,则
    A. 每分通气量增加　　　　　B. 肺泡通气量增加　　　　　C. 每分通气量减少
    D. 肺泡通气量减少　　　　　E. 肺泡通气量不变

12. CO_2 在血液中运输的主要形式是
    A. 物理溶解　　　　　　　　B. 碳酸氢盐　　　　　　　　C. 氧合血红蛋白
    D. 氨基甲酸血红蛋白　　　　E. 以上均不是

13. O_2 在血液中运输的主要形式是
    A. 物理溶解　　　　　　　　B. 氧合血红蛋白　　　　　　C. 氨基甲酸血红蛋白
    D. 碳酸氢盐　　　　　　　　E. 氧化血红蛋白

14. 人体内 CO_2 分压最高部位是
    A. 动脉血　　　　　　　　　B. 静脉血　　　　　　　　　C. 肺泡气
    D. 组织细胞　　　　　　　　E. 以上均不是

15. 维持呼吸中枢正常兴奋性所必需的是
    A. 缺 O_2　　　　　　　　　B. 一定量的 CO_2　　　　　C. $NaHCO_3$
    D. 一定量的 H^+　　　　　　E. HCO_3^-

16. CO_2 对呼吸运动的调节作用,主要通过刺激
    A. 延髓中枢化学感受器　　　　　　　B. 颈动脉体和主动脉体化学感受器
    C. 脑桥呼吸调整中枢　　　　　　　　D. 延髓呼气神经元
    E. 延髓吸气神经元

17. 人过度通气后可发生呼吸暂停,其主要原因是
    A. 呼吸肌过度疲劳　　　　　　　　　B. 血中 O_2 分压升高
    C. 血中 CO_2 分压降低　　　　　　　D. 血中 pH 过低
    E. 血中 CO_2 分压升高

18. 关于 O_2 的运输,**错误的**是
    A. O_2 运输的主要形式是化学结合　　　B. PO_2 高时氧合血红蛋白形成
    C. PO_2 低时氧合血红蛋白解离　　　　D. O_2 可与血红蛋白中的 Fe^{3+} 结合
    E. O_2 与血红蛋白的结合是可逆的

19. 呼吸的基本中枢位于
    A. 脊髓　　　　　　　　　　B. 延髓　　　　　　　　　　C. 脑桥
    D. 中脑　　　　　　　　　　E. 大脑皮质

20. 正常呼吸节律的形成主要依赖于
    A. 延髓和脑桥　　　　　　　B. 延髓和大脑　　　　　　　C. 中脑和延髓
    D. 脊髓和延髓　　　　　　　E. 大脑皮质

第六章　消化和吸收

学习目标

1. 具有指导患者科学、合理饮食及调节心理状态的基本能力。
2. 掌握消化和吸收的概念;胃液、胰液的主要成分及作用。
3. 熟悉胃的运动形式;胆汁的主要成分及作用;小肠的运动形式;吸收的部位;消化器官活动的调节。
4. 了解口腔内消化;大肠的功能;主要营养物质的吸收。

情景导入与思考

情景导入:

　　小伟,暑假去外地游玩。他被异地新奇的小吃极大地吸引,遍尝美食。当晚,小伟感觉上腹不适,恶心,自行服用助消化药后好转。

请思考:

1. 什么是消化和吸收?
2. 食物在体内是如何消化和吸收的?

　　人体生命活动中,所需的营养物质包括糖、脂肪、蛋白质、维生素、水和无机盐六大营养素。前三类物质分子量大、结构复杂,必须先将其分解为结构简单的小分子物质才能被机体吸收。食物在消化管内被加工、分解的过程,称为消化(digestion)。食物经消化后形成的小分子物质以及维生素、水和无机盐透过消化管黏膜,进入血液或淋巴的过程,称为吸收(absorption)。消化是吸收的前提,吸收是消化的根本目的,两者联系紧密。

　　消化的方式有两种,即机械性消化和化学性消化。机械性消化是指通过消化管的运动,对食物研磨的同时使食物与消化液充分混合、搅拌,并将其推送至消化管远端的过程。化学性消化是指通过消化液中的消化酶,将食物中的大分子物质分解为小分子物质的过程。两种方式同时进行,紧密配合,共同作用。

第一节　消化管各段的消化功能

一、口腔内消化

口腔是消化管的起始端,食物在口腔内被咀嚼磨碎,经舌的搅拌,使其与唾液充分混合,形成食团。同时,唾液亦具有一定的化学性消化作用。

(一)唾液的成分及作用

唾液由唾液腺分泌,无色无味近于中性 pH 6.6～7.1。正常情况下,分泌量为 1～1.5L/d,其中 99% 为水,其余为无机盐、黏蛋白、唾液淀粉酶、溶菌酶和免疫球蛋白等。唾液的主要作用有:①湿润口腔,利于吞咽;②溶解食物,引起味觉;③溶菌酶和免疫球蛋白能杀灭细菌和病毒,故唾液可清洁和保护口腔;④唾液淀粉酶可将食物中淀粉分解为麦芽糖。

知识窗口

唾液的奇妙功能

日常生活中,人们常常会看到某些动物如猫、狗受伤后会不停地舔舐伤口,无需治疗,伤口也能很快愈合。有些人由于进食太快,有时会咬破舌头;喝过热的水而损伤了口腔黏膜。但都极少发生细菌感染并很快愈合。这些都说明唾液除了消化功能以外,还具有一些奇妙的功能。研究表明,哺乳动物唾液中含有"表皮生长因子",它不但能促进细胞增生,还能促进伤口周围毛细血管形成,加速伤口愈合。

(二)咀嚼与吞咽

咀嚼是由咀嚼肌群顺序收缩完成的复杂的反射活动,其作用是将大块食物咬切、磨碎,并与唾液混合而成食团。吞咽是食团由口腔经咽和食管进入胃内的复杂的反射活动。分三期:分别为口腔期、咽期和食管期。其中咽期为急速而不随意的反射活动,食物容易在此期误入气道产生气管异物。而食管期是通过食管自上而下的蠕动,可将食团送入胃内。蠕动是消化管平滑肌顺序性舒缩形成的一种向前推进的波形运动,是消化管共有的运动形式。

二、胃内消化

(一)胃液的成分及作用

纯净的胃液无色,呈酸性,pH 0.9～1.5,正常成人分泌量为 1.5～2.5L/d。胃液除水外,主要成分有盐酸、胃蛋白酶原、黏液和内因子等。

1. 盐酸　胃液中的盐酸也称胃酸,由胃腺的壁细胞分泌。其主要作用:①激活胃蛋白酶原,使其转变为有活性的胃蛋白酶,并为胃蛋白酶提供适宜的酸性环境。②使食物中的蛋白质变性而易于消化。③杀灭随食物进入胃的细菌。④与钙和铁结合,有利于小肠对两者的吸收。⑤盐酸进入小肠还能促进胰液、胆汁和小肠液的分泌。

盐酸分泌不足,可产生腹胀、腹泻等消化不良症状。反之,盐酸分泌过多,则对胃和十二指肠黏膜有侵蚀作用,是消化性溃疡发病的诱因之一。

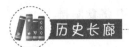

历史长廊

胃酸的发现

关于胃液的性质,科学家们曾经争论了几个世纪。18世纪,法国若穆通过训练好的雕进行实验,获取其胃液才证实为酸性。其后,意大利自然史教授斯巴兰采尼请他的一位化学家友人分析过他收集的食肉鸟的胃液,发现其中含有盐酸,但这项正确的结果却长久无人证实。直到19世纪美国生理学之父威廉·鲍芒,通过对胃瘘患者圣马廷长达8年的胃液分泌观察,于1833年终于得出胃酸是盐酸的结论。

2. 胃蛋白酶原 主要由主细胞合成,以无活性的酶原形式储存在细胞内。当其释放入胃腔后,在盐酸和已激活的胃蛋白酶的作用下转变为有活性的胃蛋白酶。在酸性环境下,胃蛋白酶发挥活性,水解蛋白质为䏡、胨及少量多肽和氨基酸。其最适 pH 为 2～3.5,而 pH > 5 时失活。

3. 黏液 胃的黏液是由胃黏液细胞分泌的,主要成分为糖蛋白。黏液分泌后,在胃黏膜表面形成一厚约 0.5mm

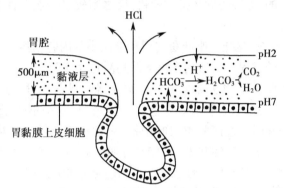

图6-1 黏液-碳酸氢盐屏障模式图

的凝胶保护层,一方面减少粗糙食物对胃黏膜的机械性损伤,起润滑作用;另一方面黏液还与胃黏膜上皮细胞分泌的 HCO_3^- 结合,形成黏液-碳酸氢盐屏障(图6-1),减缓 H^+ 向胃黏膜扩散的同时有效阻止了胃蛋白酶原在上皮细胞侧的激活,保护胃黏膜免遭化学侵蚀。

4. 内因子 胃腺壁细胞分泌的一种糖蛋白。进入胃内的维生素 B_{12} 须与内因子结合成复合物,才能免遭小肠内水解酶的破坏,并促进其在回肠吸收。

(二)胃的运动

通过胃的运动完成食物在胃内的机械性消化并加快其排空。

1. 胃的运动形式

(1)容受性舒张:当咀嚼和吞咽时,咽和食管等处的感受器受到食团的刺激,反射性地引起胃底和胃体上部平滑肌舒张,称为容受性舒张。这种舒张可使胃容积由空腹约 0.05L 骤然增加到进食后的 1.5L,它适应暂时储存大量食物,同时保持胃内压相对稳定,防止食糜过早排入十二指肠,有利于食物在胃内充分消化。

(2)紧张性收缩:紧张性收缩是消化管平滑肌共有的运动形式,也是消化管产生其他运动的基础。胃壁平滑肌经常处于一种微弱的持续收缩状态,称为紧张性收缩。它不但有助于维持胃的正常位置和形态,而且它可使胃内压升高,促使胃液渗入食物,利于化学性消化,并协助推动食糜移向十二指肠。当胃的紧张性收缩降低,可出现临床上常见的胃下垂或胃扩张。

(3)蠕动:蠕动出现在食物入胃后 5 分钟左右。蠕动波始于胃的中部,逐步向幽门方向推进,大约每分钟 3 次。一个蠕动波约需 1 分钟到达幽门,通常是一波未平,一波又起。其生理意义是磨碎和搅拌食物,促使食物与胃液充分混合,利于化学性消化;并将食糜排入十二指肠(图6-2)。

2. **胃排空** 食糜由胃排入十二指肠的过程称为胃排空。一般进食后约5分钟胃排空即开始。胃排空主要取决于胃和十二指肠之间的压力差。胃排空的动力来源于胃的运动所产生的胃内压,其阻力则来源于幽门和十二指肠的收缩。当胃内压超过十二指肠内压,同时又能克服阻力,胃排空才能实现。胃排空的速度与食糜理化性状有关。在三类主要营养物质中,糖类排空最快,蛋白质次之,脂肪最慢。一般而言,稀薄的、流质的、颗粒小的、等渗的食物排空较快;反之则较慢。混合性食物完全排空需4~6小时。

3. **呕吐** 呕吐是将胃和上段小肠内容物经口腔强力驱出体外的过程。机械性或化学性刺激作用于舌根、咽、胃肠、胆总管、腹膜、泌尿生殖器官等处的感受器或视觉、内耳前庭器官受到刺激,均可引起呕吐。呕吐是一种反射,其中枢位于延髓,颅内压增高时可直接刺激呕吐中枢,引起喷射性呕吐。呕吐前除有恶心等消化道症状外,可伴有呼吸急促和心跳加快等症状。呕吐是一种具有保护性意义的反射。通过呕吐可把胃肠内有害物质排出体外,故临床上借助催吐对食物中毒的病人进行抢救。但频繁剧烈的呕吐,会影响进食和正常的消化活动,丢失大量的消化液,甚至导致机体水盐代谢紊乱和酸碱平衡失调。

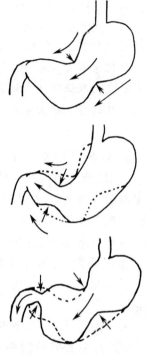

图6-2 胃的蠕动示意图

三、小肠内消化

在整个消化过程中,小肠内的消化是最为重要的阶段。食糜在小肠内通过胰液、胆汁和小肠液的化学性消化及小肠运动的机械性消化,消化过程基本完成,营养物质在此吸收,剩余的食物残渣则进入大肠。

(一)小肠内消化液及作用

1. **胰液及其作用** 胰液是由胰腺的外分泌部分泌的无色、无味的碱性液体,pH 7.8~8.4,正常成人胰液的分泌量为1~2L/d。胰液除水外,主要成分有碳酸氢盐、胰淀粉酶、胰脂肪酶、胰蛋白酶原和糜蛋白酶原等多种消化酶。

(1)碳酸氢盐:除碳酸氢盐外,其余成分主要由胰腺滤泡细胞分泌,主要作用是中和进入十二指肠的胃酸,保护肠黏膜免受强酸的侵蚀;此外,HCO_3^- 提供了最适宜的碱性环境,有利于小肠内多种消化酶发挥作用。

(2)胰淀粉酶:胰淀粉酶能将淀粉水解为麦芽糖。

(3)胰脂肪酶:胰脂肪酶可将脂肪分解为甘油、甘油一酯和脂肪酸。

(4)胰蛋白酶原和糜蛋白酶原:当胰液进入十二指肠后,胰蛋白酶原被肠激酶等激活为胰蛋白酶,胰蛋白酶本身又可正反馈地自我激活;此外,胰蛋白酶还可激活糜蛋白酶原为糜蛋白酶。胰蛋白酶和糜蛋白酶是胰液中两种主要的蛋白水解酶,均可将蛋白质分别分解为胨和胨;两者协同作用时,则可将蛋白质进一步分解为小分子的多肽和氨基酸(图6-3)。

正常情况下,胰腺腺泡细胞能分泌胰蛋白酶抑制物,可与胰蛋白酶结合使之失活,从而防止胰腺自身被消化;但胰蛋白酶抑制物在胰液中的含量甚微,作用有限。某些胆道疾病(结石、蛔虫或炎症)、酗酒或暴饮暴食均可引起急性胰腺炎的发生,虽然致病途径不同,但却具有共同的发病机制,即胰腺中多种无活性的酶原被激活,导致胰腺自身消化。

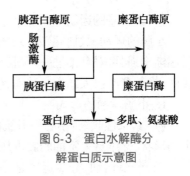

图 6-3 蛋白水解酶分解蛋白质示意图

如上所述,胰液含有的消化酶种类丰富,消化食物最全面,故胰液是消化能力最强的消化液。若胰液分泌缺乏,即使其他消化腺分泌正常,也将出现消化不良。

2. 胆汁及其作用　肝细胞持续产生的胆汁由肝管出肝,经胆总管排入十二指肠,或经胆囊管流入胆囊储存。在消化期,再经胆囊收缩排入十二指肠,参与小肠内消化。正常成人胆汁分泌量为 $0.8 \sim 1.0 L/d$。

胆汁浓稠且味苦,其颜色取决于所含胆色素的种类和浓度。肝细胞直接分泌的胆汁为肝胆汁,呈金黄色,弱碱性,pH 约 7.4;胆囊中储存的胆汁为胆囊胆汁,其中的水和 HCO_3^- 被胆囊吸收而呈弱酸性,pH 约 6.8,因浓缩其颜色呈深绿色。胆汁的成分复杂,除水和无机盐外,主要有胆盐、胆色素、胆固醇和卵磷脂等。胆汁中虽然不含消化酶,但其中的胆盐对脂肪的消化和吸收具有重要意义:①乳化脂肪,促进脂肪分解。胆汁中的胆盐、胆固醇和卵磷脂可作为乳化剂,降低脂肪的表面张力,使脂肪乳化成脂肪微滴,分散在肠腔内,以增加胰脂肪酶的作用面积,加速脂肪的分解。②促进脂肪的吸收。脂肪的分解产物可渗入由胆盐聚合形成的微胶粒中,形成水溶性复合物(混合微胶粒)。因此,不溶于水的脂肪分解产物便可通过胆盐作为运载工具到达小肠黏膜表面,以促进脂肪消化产物的吸收。③促进脂溶性维生素的吸收。胆汁促进脂肪消化吸收的同时对脂溶性维生素 A、D、E、K 的吸收也有促进作用。

肝胆疾患,由于胆汁分泌或排放困难,可引起脂肪消化吸收不良及脂溶性维生素吸收障碍。

3. 小肠液及其作用　小肠液是十二指肠腺和小肠腺共同分泌的混合液,其分泌量可达 $1 \sim 3 L/d$,是消化液中最多的一种,呈弱碱性,pH 约 7.6。小肠液的主要成分为水、无机盐、黏蛋白和肠激酶等。其主要作用:①大量的小肠液可稀释消化产物,降低其渗透压,有利于吸收。②无机盐中 HCO_3^- 能中和进入十二指肠内的胃酸,保护十二指肠黏膜免受侵蚀。③小肠液中的黏蛋白具有润滑作用,可在肠黏膜表面形成抵抗机械损伤的屏障。④小肠液中的肠激酶可激活胰液中的胰蛋白酶原。此外,在小肠上皮细胞内还含有多种消化酶,如肽酶、脂肪酶和多种分解双糖的酶,当营养物质被吸收入小肠上皮细胞后,它们才对一些消化不完全的产物再继续进行消化。

课堂讨论

　　小王,近期餐后常出现左上腹痛,伴有反酸、恶心,遂去就医。检查结果:胃溃疡。

请讨论:
1. 胃溃疡的发生可能与哪种消化液有关?
2. 消化液有哪些主要成分? 有何作用?

（二）小肠的运动

小肠的运动通过肠壁内、外两层平滑肌舒缩活动而实现。空腹时,小肠运动微弱,进食后逐渐增强,可对食糜进一步研磨、搅拌进行机械性消化。同时还可增强食糜与小肠黏膜的接触,推送食糜向大肠方向移动,促进食糜的消化和吸收。

1. 小肠运动的形式

（1）紧张性收缩:小肠平滑肌的紧张性收缩,是其进行其他运动的基础,利于保持肠道一定的形状,并维持一定的肠腔内压,有助于肠内容物的混合与推进。

（2）分节运动:分节运动是一种以肠壁环行肌为主的节律性舒缩运动。食糜所在的一段肠管,环行肌在许多部位同时收缩,食糜被分割成许多节段。随后,原收缩部位舒张,而原舒张部位却收缩,将原来的食糜节段分为两半,而相邻两半则合拢成为一个新的节段（图6-4）。如此反复交替进行,可使食糜与消化液充分混合,有利于化学性消化;同时还能增强食糜与肠黏膜紧密接触,并促进血液和淋巴回流,有助于吸收。但分节运动的推进作用很小。

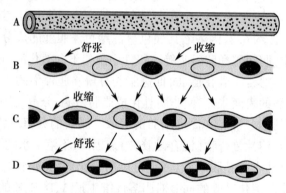

图6-4 小肠分节运动模式图

（3）蠕动:小肠的任何部位都可发生蠕动,但其速度很慢,每个蠕动波只能将食糜推进数厘米后即消失,但可反复发生。其意义在于经过分节运动作用的食糜向前推进,到达下一个新肠段,再开始新的分节运动。此外,小肠还有一种行进速度快、传播距离较远的蠕动,称为蠕动冲。在它的作用下,食糜的推送可从小肠始段到小肠末段,甚或结肠。此外,在十二指肠和回肠末段,还可见到一种方向相反的逆蠕动,它的存在可防止食糜过早进入大肠,以利于食物充分的消化与吸收。

肠蠕动时,肠内容物（包括水和气体）被推动而产生的声音,称为肠鸣音。饥饿、急性胃肠炎时,肠蠕动增强,肠鸣音亢进;老年性便秘、腹膜炎、胃肠动力低下或麻痹性肠梗阻时,肠蠕动减弱,肠鸣音减弱或消失。故肠鸣音能反映肠蠕动的状态,可帮助诊断疾病。

2. 回盲括约肌的功能　回肠末端与盲肠交界处的环行肌明显增厚,称为回盲括约肌,平时保持轻度的收缩状态。当小肠的蠕动波到达回肠末端时,括约肌舒张,可有少量食糜排入结肠。故回盲括约肌的主要功能是防止回肠内容物过快进入结肠,为食物在小肠内的消化和吸收提供充足的时间。此外,回盲括约肌还具有活瓣样作用,可阻止大肠内容物逆流入回肠。

四、大肠的功能

食物经过消化和吸收后，剩余的残渣进入大肠。人类的大肠没有重要的消化作用，其主要是吸收水、无机盐和部分维生素，对食物残渣进行加工，形成并暂时储存粪便以及将粪便排出体外。

（一）大肠液及作用

大肠液由大肠黏膜表面的柱状上皮细胞和杯状细胞分泌，其成分主要为黏液和HCO_3^-，pH 8.3～8.4，呈碱性。其中黏液蛋白具有保护肠黏膜，润滑粪便的作用。

大肠内存在大量细菌，占粪便固体总量的20%～30%，主要源自空气和食物。大肠内的温度和pH适宜细菌的生长，故细菌在此大量繁殖。细菌能分解食物残渣中糖和脂肪，产生乳酸、醋酸、CO_2、甲烷等，称为发酵；分解其中蛋白质产生氨、硫化氢、组胺、吲哚等，称为腐败。细菌还能利用肠内某些简单物质合成维生素B复合物和维生素K，它们可被机体吸收利用。

（二）大肠的运动及排便

大肠的运动少且缓慢，对刺激的反应较迟钝，有利于吸收水分和暂时储存粪便。

1. 袋状往返运动　空腹时最多见的一种结肠运动形式。通过环行肌不规则的收缩，使结肠袋中的内容物向前、后两个方向作短距离移动，仅对内容物揉搓，并不向前推进，有助于吸收水分。

2. 分节推进或多袋推进运动　餐后或副交感神经兴奋时的运动形式。由一个结肠袋或一段结肠的多个结肠袋环行肌收缩使内容物向前推进一段。

3. 蠕动　与其他消化管一样，大肠的蠕动也较缓慢。此外，大肠还有一种行进速度快且推进距离远的蠕动，称为集团蠕动。常见于餐后或胃内充盈大量食物时。集团蠕动通常始于横结肠，能将大肠内容物推送到乙状结肠甚或直肠。

4. 排便　平时，正常人直肠内没有粪便。当结肠蠕动将粪便推入直肠后，刺激直肠壁内的感受器，若条件允许，在大脑皮质的参与下，即可发生排便反射（图6-5）。排便时膈肌和腹肌也收缩，腹内压增加，促进排便。

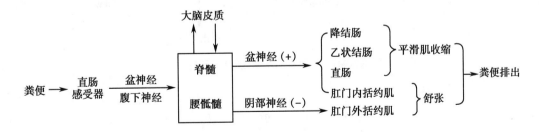

图6-5　排便反射过程

综上可知，排便反射受大脑皮质的意识控制。如果大脑皮质经常有意识地抑制排便，则会使直肠对粪便压力刺激的敏感性降低，很难产生便意。粪便在大肠内滞留过久，水分吸收过多而变得干硬，引起排便困难，称为便秘。当炎症增强直肠壁压力感受器的敏感性时，即使直肠内只有少量粪便或黏液，也可引起便意并激发排便反射，且在便后有排便未尽的感觉，称为"里急后重"，临床上常见于痢疾或肠炎。如果脊髓腰骶段初级排便中枢失去了大脑皮质的意识控制,可发生大便失禁。

食物在整个消化管内的消化比较(图6-6)。

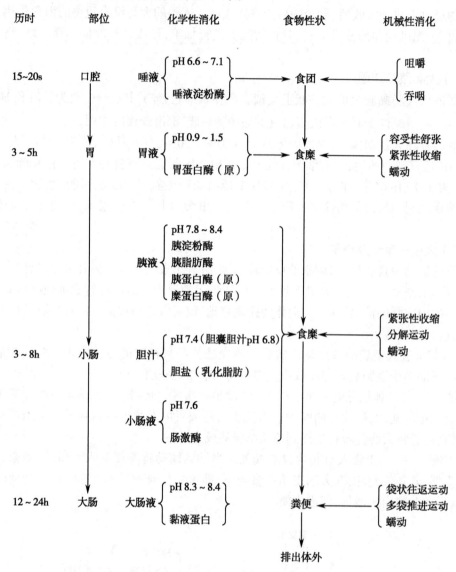

图6-6 各部消化管消化比较示意图

第二节 吸 收

一、吸收的部位

各段消化管对食物的吸收情况各异。口腔黏膜仅吸收硝酸甘油等少数药物;食物在食管内几乎不被吸收;胃只能吸收酒精、少量水分和阿司匹林等某些药物;大肠主要吸收水分和无机盐。糖类、蛋白质和脂肪的消化产物大部分都是在小肠被吸收的。故小肠是吸收的主要部位(图6-7)。这是因为:①小肠有巨大的吸收面积。成人的小肠长5~7m,其黏膜有许多环状皱褶和大量绒毛伸向肠腔,绒毛表面还有许多微绒毛。这三种结构使小肠黏膜的吸收面积增加 600 倍,可达 $200 \sim 250m^2$。②小肠绒毛内有丰富的毛细血管和毛细淋巴管。通过绒毛的伸缩和摆动,可促进血液和淋巴的回流,有利于吸收。③营养物质在小肠内已被消化分解为结构简单的可吸收的小分子物质。④食物在小肠内停留 3～8 小时,有充分的吸收时间(图 6-8)。

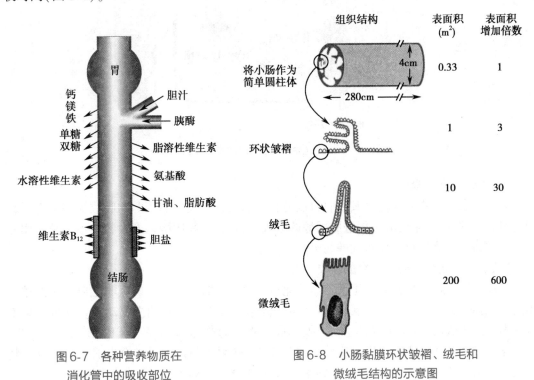

图 6-7 各种营养物质在
消化管中的吸收部位

图 6-8 小肠黏膜环状皱褶、绒毛和
微绒毛结构的示意图

二、主要营养物质的吸收

(一)糖的吸收

食物中的糖类一般须被分解为单糖才能被吸收。小肠内的单糖主要是葡萄糖,另有少量半乳糖和果糖。它们依靠小肠黏膜上皮细胞的载体蛋白进行继发性主动转运,由 Na^+ 泵提供能量,通过毛细血管吸收入血。

(二)蛋白质的吸收

蛋白质一般须被分解为氨基酸才能被吸收。其机制与单糖吸收相似,氨基酸也是通过毛细血管进入血液。

(三)脂肪的吸收

脂肪(甘油三酯)的消化产物为甘油、脂肪酸和甘油一酯。甘油可直接溶于水,与单糖一起被吸收。脂肪酸和甘油一酯须与胆盐结合形成水溶性混合微胶粒,才能被吸收。中、短链甘油三酯(含 12 个碳原子以下)水解生成的脂肪酸及甘油一酯是水溶性的,可直接经毛细血管进入血液。而长链脂肪酸及甘油一酯在肠黏膜上皮细胞内又重新合成为甘油三酯,并与细胞中的载脂蛋白结合形成乳糜微粒扩散入毛细淋巴管。因人体摄入的动、植物油中含长链脂肪酸较多,故脂肪的吸收途径以淋巴为主(图 6-9)。

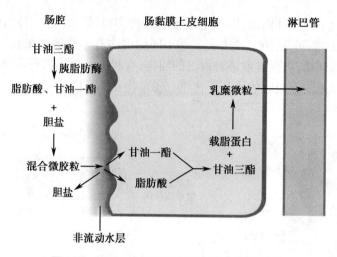

图6-9 脂肪在小肠内消化和吸收的主要形式

（四）胆固醇的吸收

胆固醇来自食物和胆汁。其吸收机制与长链脂肪酸相同。胆固醇的吸收受多种因素影响,食物中的脂肪和脂肪酸可促进胆固醇的吸收,而各种植物固醇以及食物中不能被利用的纤维素、果胶、琼脂等可妨碍胆固醇的吸收。

（五）水、无机盐和维生素的吸收

一般来说,水、无机盐和维生素不需消化可直接被吸收利用。水的吸收主要依靠渗透作用,各种溶质,尤其是 NaCl 主动吸收所产生的渗透梯度是水吸收的主要动力。无机盐呈溶解状态才能被吸收,其中多数是主动吸收。水溶性维生素(如维生素 B_1、B_2、B_6、PP、C) 主要以易化扩散的方式在小肠上段被吸收。维生素 B_{12} 必须先与内因子结合形成水溶性复合物才能在回肠吸收。脂溶性维生素(如维生素 A、D、E、K) 的吸收与脂类消化产物相同。

第三节　消化器官活动的调节

消化和吸收过程中,具有不同功能的各消化器官,彼此相互配合、协调一致地进行活动,以适应整个机体的需要,这依赖于神经和体液因素的共同调节。

一、神经调节

（一）消化器官的神经支配及其作用

口腔、咽、食管上段及肛门外括约肌为骨骼肌,受躯体神经支配;其余大部分消化器官受自主神经系统的交感神经和副交感神经双重支配(图 6-10)。通常交感神经兴奋对消化活动起抑制作用,表现为消化管平滑肌舒张,括约肌收缩;消化液分泌减少。副交感神经兴奋对消化活动起兴奋作用,表现为消化管平滑肌收缩,括约肌舒张;消化液分泌增多。

此外,消化器官的活动,还受到分布在消化管壁内的神经丛,简称壁内神经丛的影响。壁内神经丛包括黏膜下神经丛和肌间神经丛两类(图 6-11),是由无数神经元和大量的神经纤维组成的复杂的神经网络,广泛分布于消化管壁内,可独立完成消化腺分泌、消化管运动及血管舒缩等局部反射。但在整体内,壁内神经丛还常受外来神经的调控。

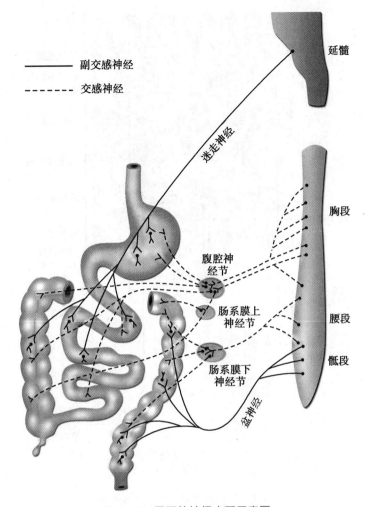

—————— 副交感神经

----------- 交感神经

延髓

胸段

腰段

骶段

迷走神经

腹腔神经节

肠系膜上神经节

肠系膜下神经节

盆神经

图6-10　胃肠的神经支配示意图

（二）消化器官活动的反射性调节

调节消化活动的神经中枢位于延髓、下丘脑和大脑皮质等处。

1. 非条件反射　食物刺激口腔黏膜、舌、咽等处的感受器，能反射性地引起唾液分泌；咀嚼和吞咽时，可反射性地引起胃的容受性舒张及胃液、胰液和胆汁等消化液分泌；酸性食糜进入小肠，又可反射性地减弱胃的运动。这些都是非条件反射。

2. 条件反射　在上述非条件反射的基础上，食物的形状、颜色、气味，以及进食环境和相关的语言、文字，都能刺激视、嗅、听觉等感受器，反射性地引起消化管运动和消化腺分泌的改变，影响消化器官的活动。因此，饮食时保持积极乐观的情绪，布置温馨整洁的饮食环境，注意食物的色、香、味、形及愉快的交谈等，均可增进食欲，促进消化。

二、体液调节

在胃肠黏膜内，散在分布着数十种内分泌细胞。

1. 胃肠激素　这种由胃肠黏膜内的内分泌细胞分泌的多种有生物活性的化学物质，统称为胃肠激素。四种主要胃肠激素的作用见表6-1。

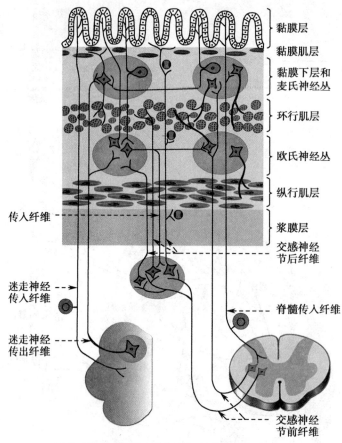

黏膜层

黏膜肌层

黏膜下层和
麦氏神经丛

环行肌层

欧氏神经丛

纵行肌层

传入纤维

浆膜层

交感神经
节后纤维

迷走神经
传入纤维

脊髓传入纤维

迷走神经
传出纤维

交感神经
节前纤维

图6-11　胃肠壁内神经丛及其外来神经的联系
（表示管壁各层及其壁内神经丛）

表6-1　四种主要胃肠激素的作用

激素名称	分泌部位	主要作用
促胃液素	胃窦、十二指肠黏膜	促进胃液分泌和胃的运动、促进胰液和胆汁分泌
促胰液素	十二指肠、空肠黏膜	促进胰液中水和 HCO_3^- 的分泌,抑制胃的运动和分泌
缩胆囊素	十二指肠、空肠黏膜	促进胆囊收缩及胆汁分泌,促进胰酶分泌
抑胃肽	十二指肠、空肠黏膜	抑制胃液的分泌和胃的运动,促进胰岛素分泌

2. 组胺　通常贮存在于肥大细胞内,是一种重要的化学递质,与组胺受体(H_2)结合促进盐酸分泌。抗组胺是拮抗组胺对人体的生物效应,即应用抗组胺药物,常见的抗组胺药有苯海拉明和西咪替丁。

三、社会心理因素对消化功能的影响

人体的消化与吸收也受到社会、心理因素的影响。人在社会环境中生活、工作,难免会产生各种情绪。当人愤怒和焦虑时,胃肠黏膜充血,胃酸分泌增加,胃肠蠕动加快,可诱发或加重消化性溃疡,有时可发生胃肠痉挛,引起腹痛。悲伤、失望和恐惧时,食欲减退,消化液分泌减少,甚至出现恶心、呕吐现象。忧虑、沮丧时,十二指肠-结肠反射受到抑制,缺少集团蠕动,可引发便秘。由此可见,不良的精神心理因素不但会影响机体的消化功能,甚至可能

引起某些消化系统疾病的发生。反之,保持愉悦的精神状态、乐观稳定的情绪,不但能增进食欲,更能加强消化器官的功能活动,益于健康。

(吕 昕)

 自测题

1. 下列哪一项不是唾液的生理作用
   A. 湿润和溶解食物　　　　　B. 清洁和保护口腔　　　　　C. 杀菌
   D. 部分消化蛋白质　　　　　E. 部分消化淀粉

2. 在胃液中可激活胃蛋白酶原、促进铁和钙吸收的成分是
   A. 黏液　　　　　　　　　　B. 盐酸　　　　　　　　　　C. 内因子
   D. 碳酸　　　　　　　　　　E. 维生素 B_{12}

3. 下列**不**属于胃液的作用的是
   A. 杀菌　　　　　　　　　　B. 激活胃蛋白酶原　　　　　C. 使蛋白质变性
   D. 对淀粉进行初步消化　　　E. 促进维生素 B_{12} 的吸收

4. 消化液中最重要的是
   A. 唾液　　　　　　　　　　B. 胃液　　　　　　　　　　C. 胆汁
   D. 胰液　　　　　　　　　　E. 小肠液

5. 激活胰液中胰蛋白酶原的是
   A. 盐酸　　　　　　　　　　B. 胆汁　　　　　　　　　　C. 内因子
   D. 肠激酶和胰蛋白酶　　　　E. 胰蛋白酶和糜蛋白酶

6. 胆汁中与脂肪消化关系密切的成分是
   A. 胆固醇　　　　　　　　　B. 卵磷脂　　　　　　　　　C. 胆色素
   D. 胆盐　　　　　　　　　　E. 脂肪酸

7. **不**含有消化酶的消化液是
   A. 唾液　　　　　　　　　　B. 胃液　　　　　　　　　　C. 胆汁
   D. 胰液　　　　　　　　　　E. 小肠液

8. 小肠以环形肌收缩为主的节律性运动形式是
   A. 蠕动　　　　　　　　　　B. 逆蠕动　　　　　　　　　C. 紧张性收缩
   D. 分节运动　　　　　　　　E. 容受性舒张

9. 大肠内细菌合成
   A. 维生素 A　　　　　　　　B. 维生素 C　　　　　　　　C. 维生素 D
   D. 维生素 E　　　　　　　　E. 维生素 K

10. 营养物质吸收最主要的部位是
    A. 食管　　　　　　　　　　B. 口腔　　　　　　　　　　C. 胃
    D. 小肠　　　　　　　　　　E. 大肠

11. 与消化性溃疡形成相关的因素是
    A. 胃酸和胃蛋白酶　　　　　　　　　B. 胰蛋白酶和多肽酶
    C. 唾液淀粉酶和溶菌酶　　　　　　　D. 糜蛋白酶和脂肪酶
    E. RNA 酶和 DNA 酶

第七章　能量代谢和体温

 学习目标

1. 掌握影响能量代谢的因素;基础代谢率的概念及临床意义;体温的概念、体温的测量部位、正常值及生理变动;人体散热的主要部位及散热方式。
2. 熟悉能量的来源和去路;基础代谢率的测定方法。
3. 了解机体的产热过程;体温的调节。
4. 学会测量体温的常用方法和对高热病人的降温方法。

 情景导入与思考

情景导入:

　　小明,某中职学校二年级学生,2 天前因受凉出现流鼻涕、咳嗽、咳痰,自觉乏力,没精神。测体温 39.1℃,血压 110/70mmHg。去医院就诊,医生诊断为急性上呼吸道感染,经治疗后,体温降至正常。

请思考:

1. 体温的概念是什么? 正常值是多少?
2. 试问体温常用的测量方式及注意事项?
3. 运用生理学知识,面对发热病人,可采取哪些物理方法降温?

第一节　能量代谢

　　新陈代谢是生命活动最基本的特征。在新陈代谢过程中,物质的变化与能量的转移是密切相关的。人体通过不断地从外界摄取营养物质来合成、更新自身,同时,通过能量代谢来维持体温和进行各种生命活动。通常把物质代谢过程中所伴随的能量释放、转移、贮存和利用,称为能量代谢(energy metabolism)。

一、机体能量的来源与去路

(一)能量的来源

机体所需的能量来源于糖、脂肪和蛋白质。糖是主要的能源物质,人体所需能量的70%

以上来自糖,其次为脂肪。蛋白质很少作为供能物质,只有在长期饥饿或极度消耗等特殊情况下,体内糖原和脂肪储备耗竭时,机体才会依靠蛋白质分解所提供的能量来维持必需的生理活动。

(二)能量的转移、贮存和利用

体内的糖、脂肪、蛋白质等能源物质经生物氧化后,生成代谢终产物 CO_2 和 H_2O,同时释放出能量。其中,约有50%以上直接转化为热能,用于维持体温;其余部分则以化学能的形式贮存于三磷酸腺苷(ATP)中。当机体组织细胞进行各种生理活动如肌肉收缩、神经传导等,需要消耗能量时,ATP的高能磷酸键断裂,成为二磷酸腺苷(ADP),同时释放能量。因此,ATP是体内重要的贮能和直接供能物质。ATP还可以把能量通过高能磷酸键转移给肌酸,生成磷酸肌酸(CP),扩大体内能量贮存。在需要时,CP将贮存的能量转移给ADP,快速生成新的ATP,以补充ATP的消耗。因此,CP不是机体直接的供能物质,而是ATP的贮存库(图7-1)。

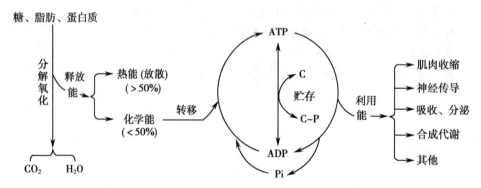

图 7-1 体内能量的释放、转移、贮存和利用示意图
C:肌酸;Pi:无机磷酸;C~P:磷酸肌酸

(三)能量代谢的衡量标准

根据能量守恒定律,体内营养物质氧化所释放的能量最终都将转化成热能,并散发体外。因此,测定机体在一定时间内所散发的总热量,即为机体在同一时间内消耗的全部能量。我们把机体在单位时间内的产热量称为能量代谢率。通常以单位时间内每平方米体表面积的产热量为单位,用 $kJ/(m^2 \cdot h)$ 或 $kJ/(m^2 \cdot min)$ 表示。

二、影响能量代谢的因素

影响能量代谢主要因素有肌肉活动、精神活动、环境温度和食物的特殊动力效应等。

(一)肌肉活动

肌肉活动对能量代谢的影响最显著。机体任何轻微的活动都会提高能量代谢率。肌肉活动的强度越大,耗氧量越多,产热量越多。因此,能量代谢率可作为评价肌肉活动强度的指标(图7-2)。即使没有发生明显的躯体活动,维持一定程度的肌紧张和保持一定的姿势也要消耗一定的能量。

(二)食物的特殊动力效应

进食后的一段时间(从食后1小时左右开始,持续到7~8小时),人体即使处于安静状态,产热量也要比进食前有所增加。这种由于食物引起机体额外产生热量的现象,称为食物的特殊动力效应。各种营养物质引起的特殊动力效应不同,蛋白质最为显著、可达 30%,糖和脂肪分别为 6% 和 4%,混合食物约为 10%。因此,寒冷季节多食高蛋白质的食物,可增加额外产热量,有利于御寒。

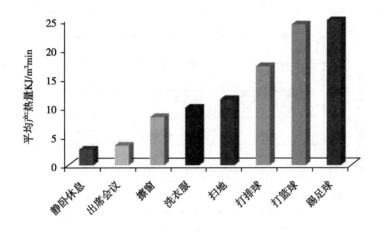

图 7-2 劳动或运动时的能量代谢率

(三)环境温度

人体安静时的能量代谢率在 20~30℃ 的环境中最为稳定。环境温度过低或过高均可使机体的能量代谢率增加。低温寒冷刺激会反射性引起寒战、肌紧张增强,使能量代谢率增加;高温可使体内生化反应加速,呼吸和心脏活动增强,也可使能量代谢率增加。

(四)精神活动

当机体处于紧张状态,如焦虑、恐惧或情绪激动时,能量代谢率可显著增加。这是因为骨骼肌紧张性增强,产热量增加,以及交感-肾上腺髓质系统兴奋,甲状腺激素、肾上腺素分泌增多,使机体代谢增强所致。

三、基础代谢率

机体在不同的功能状态或环境条件下,测定的能量代谢率易受上述各种因素的影响,故通常把基础代谢率作为测定能量代谢率的标准。

(一)基础代谢率的概念

基础代谢率(basal metabolism rate,BMR)是指人体在基础状态下的能量代谢率。所谓基础状态是指人体处于:①清晨、清醒、静卧;②空腹(禁食 12h);③室温保持在 20~25℃;④精神安宁;⑤体温正常。基础状态排除了各种影响能量代谢的因素,人体的各种生理活动和新陈代谢水平较低,其能量消耗仅限于维持心跳、呼吸等一些基本的生命活动,能量代谢较稳定。

边学边练

同学每两人一组,其中一位扮演护士、一位扮演患者,由护士遵医嘱通知患者需要做基础代谢率的检查,告知患者应该注意的事情,以达到基础状态的要求。

（二）基础代谢率的正常值及其临床意义

正常人基础代谢率的平均值,具有性别、年龄差异(图 7-3)。通常,男性的基础代谢率高于女性,儿童高于成人,年龄越大,基础代谢率越低。但同一个体的基础代谢率是相对稳定的。

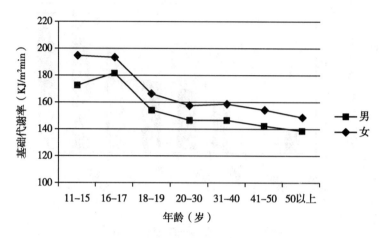

图 7-3 我国正常人基础代谢率平均值 [kJ/（m² · min）]

在临床工作中,为了方便起见,基础代谢率通常用相对值来表示,即实测值高于或低于正常平均值的百分数。其公式为:

$$相对值 = \frac{实测值 - 平均值}{平均值} \times 100\%$$

基础代谢率的实测值同正常平均值相比较,如果相差在 ±10% ~ ±15%,均属于正常;相差值超过 ±20% 时,才可能有临床意义。

基础代谢率的测定是诊断甲状腺疾病的重要辅助手段。甲状腺功能亢进时,基础代谢率可比正常值高 25% ~ 80%;甲状腺功能低下时,基础代谢率可低于正常值的 20% ~ 40%。人体发热时基础代谢率会升高,体温每升高 1℃,基础代谢率将升高 13% 左右。此外,其他疾病,如肾上腺皮质功能改变、糖尿病、白血病、肾病综合征和垂体性肥胖症等,基础代谢率也可发生改变。

第二节 体 温

人和高等动物的体温是相对稳定的。体温的相对稳定是机体新陈代谢和一切生命活动正常进行的必要条件。当体温上升,持续超过 41℃ 时,可出现神经系统功能障碍,甚至永久性脑损伤;超过 42 ~ 43℃ 时,将有生命危险。当体温降至 33℃ 时,人就会丧失意识;低于 25℃ 可使呼吸、心跳停止。因此,体温是临床上重要的健康指标。

一、人体正常体温及生理变化

（一）人体正常体温

在正常情况下,人体各部位的温度并不完全相同。体表温度易随环境温度及衣着情况的变化而改变;机体深部的温度也由于代谢水平不同,各器官的温度略有差异,但相对比较稳定。因此,生理学上所说的体温(body temperature,T)指机体深部的平均温度。

临床上通常用腋窝、口腔、直肠的温度来代表体温。这些部位测定的正常值为:腋窝温度36.0~37.0℃,口腔温度36.0~37.2℃,直肠温度36.5~37.5℃。直肠温度比较接近机体深部的温度,故相对稳定。

临床应用

体温测量方法

1. 腋窝测温法 擦干腋窝汗液,保持干燥,将体温计的水银端放于腋窝深处,用上臂将体温计夹紧,嘱病人不能乱动,10分钟后读数。

2. 口腔测温法 先用75%酒精消毒体温计,斜放于舌下,嘱病人紧闭口唇,用鼻呼吸,放置3分钟后拿出来读数。

3. 直肠测温法 多用于昏迷病人或小儿。病人侧卧、俯卧或仰卧位,将肛表水银端润滑后,慢慢插入肛门3~4cm,放置3分钟后取出读数。

(二)体温的生理变化

在生理情况下,人的体温可随下列因素而有所变化。

1. 昼夜变化 正常成人体温随昼夜呈周期性变化。一般清晨2~6时体温最低,午后2~8时最高,但变化范围不大,约在0.5~1℃之间。

2. 性别 成年女性的体温平均比男性高0.3℃,这可能与女性皮下脂肪较多、散热较少有关。生育年龄女性的基础体温随月经周期发生周期性变化(图7-4)。月经期和排卵前期体温偏低,排卵日最低,排卵后逐渐升高,并超过排卵前期,直到下次月经来潮。这种变化规律主要与体内孕激素水平的周期性变化有关。因此,连续测定基础体温,有助于了解有无排卵及排卵日期。

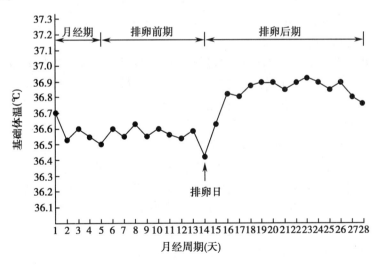

图7-4 女性月经周期中基础体温曲线

3. 年龄 一般来说,儿童代谢旺盛,体温高于成人,而老年人又略低于成人。新生儿,特别是早产儿,由于体温调节中枢尚未发育成熟,体温易受环境温度的影响而发生较大的波动。因此,在临床工作中,要特别重视老年人和新生儿的体温特点,注意保暖。

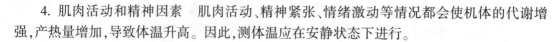

4. 肌肉活动和精神因素 肌肉活动、精神紧张、情绪激动等情况都会使机体的代谢增强,产热量增加,导致体温升高。因此,测体温应在安静状态下进行。

二、人体的产热与散热

人体在代谢过程中不断地产生热量,同时又将热量不断地散发到体外。机体体温的相对稳定,是在体温调节机构的控制下,产热与散热两个生理过程保持动态平衡的结果。

（一）机体的产热

机体的热量来自体内不断进行的代谢活动。产热量的多少,取决于各组织器官的功能状态和代谢水平的高低。安静时,主要的产热器官是内脏,约占总产热量的56%,其中肝脏是体内代谢最旺盛的器官,产热量最多。劳动或运动时,骨骼肌是最主要的产热器官,其产热量可占全身产热量的90%。

（二）机体的散热

机体的热量除一小部分随呼出气体、尿、粪等散发外,大部分是通过皮肤的辐射、传导、对流和蒸发向外散发的。因此,皮肤是最主要的散热器官。

1. 辐射散热 辐射散热是机体以热射线的形式将热量传给外界较冷物体的散热方式。其散热量的多少取决于皮肤与周围环境的温度差和有效辐射面积。皮肤与环境之间的温度差越大或有效辐射面积越大,散热量越多。在安静状态下,辐射散热约占机体总散热量的60%,是环境温度低于皮肤温度时主要的散热方式。

2. 传导散热 传导散热指机体将热量直接传给与之接触的较冷物体的散热方式。散热量的多少,取决于皮肤与其接触物体之间的温度差、接触面积以及接触物体的导热性能。水的导热性能好,夏天冲冷水浴、游泳也可降温。临床上利用冰帽、冰袋给高热病人降温也是应用了这一方式。

3. 对流散热 对流散热是通过气体的流动来交换热量的散热方式,它是传导散热的一种特殊形式。其散热量受风速影响,风速越大,散热量越多。如电风扇可以加快空气对流速度,增加人体的散热量,使人感觉凉爽。

4. 蒸发散热 蒸发散热是指机体通过体表水分的蒸发来散发热量的散热方式。在环境温度接近或高于体表温度时,蒸发散热是机体唯一的散热方式。体表每蒸发1g水,可散发2.43kJ的热量,因此,蒸发散热是一种很有效的散热途径。临床上对一些高热病人采用酒精擦浴,就是通过酒精的蒸发达到降温的目的。

蒸发散热分两种形式:不感蒸发(不显汗)和发汗。

(1)不感蒸发:指机体的水分透过皮肤和黏膜,在未形成水滴前就被蒸发掉的现象。这种蒸发不易被察觉,与汗腺的活动无关,即使在寒冷季节也依然存在。人体每日不感蒸发的水分可达到1L,其中,经皮肤蒸发0.6~0.8L,经呼吸道黏膜蒸发0.2~0.4L。因此,在给患者补液时,应考虑不感蒸发丢失的液体量。

(2)发汗:是汗腺分泌汗液的活动。汗液在体表聚集成可见的汗滴,故又称可感蒸发。汗腺的分泌量和发汗速度受劳动强度、环境温度和湿度、风速等多种因素影响。人在安静状态下,环境温度达30℃时便开始发汗。环境湿度大时,汗液不易蒸发,体热不易散失,会反射性引起大量发汗。风速小时,汗液蒸发慢,发汗量增加。因此,人在高温、高湿、通风差的环境中容易发生中暑。

汗液中水分占99%以上,固体成分不到1%,主要以NaCl为主,还有少量的KCl和尿素等,是一种低渗液。大量出汗可造成高渗性脱水。在出汗速度过快时,NaCl 丢失过多,会引起电解质紊乱。因此,对大量出汗的人,在补充水分的同时还应注意补充 NaCl。

三、体温调节

人体体温在外界环境温度发生变化时,仍能保持相对稳定,是由于机体具有自主性体温调节和行为性体温调节功能。

(一)自主性体温调节

自主性体温调节是指当体内外温度发生变化时,温度感受器将信息传递给体温调节中枢,在其控制下,通过增减皮肤血流量、发汗、寒战等生理反应,调节机体的产热和散热活动,使体温保持相对稳定的调节方式,是体温调节的基础。

1. 温度感受器 分为外周温度感受器和中枢温度感受器两大类。

(1)外周温度感受器:指分布于皮肤、黏膜、内脏和肌肉等部位的游离神经末梢,分为冷感受器和热感受器,分别感受相应部位的冷热变化,并将信息传入体温调节中枢,产生温度感觉,引起体温调节反应。

(2)中枢温度感受器:指中枢神经系统内对温度变化敏感的神经元,分布于下丘脑、脑干网状结构和脊髓等部位,分为热敏神经元和冷敏神经元,分别感受局部组织温度升高和降低的变化,从而引起体温调节反应。

2. 体温调节中枢 下丘脑的视前区-下丘脑前部(PO/AH)的温度敏感神经元,不仅具有中枢温度感受器的作用,还能对其他部位传入的温度信息作整合处理,调节散热和产热过程。因此,下丘脑的 PO/AH 是体温调节的基本中枢。

3. 体温调定点学说 调定点学说认为,体温的调节类似于恒温器的调节。PO/AH 的温度敏感神经元,在体温调节中起调定点的作用。调定点是控制体温稳定的平衡点,其数值的设定取决于温度敏感神经元的敏感性,一般认为是 37℃。

当体温为 37℃时,机体的产热与散热处于一定的平衡状态。当体温超过 37℃时,热敏神经元活动增强,产热活动减弱,散热活动增强,使体温回降到 37℃。反之,当体温低于37℃时,冷敏神经元兴奋,产热活动增强,散热活动减弱,使体温回升到 37℃。这样,机体的体温始终稳定在调定点水平,保证了机体各项生命活动和新陈代谢的正常进行。

(二)行为性体温调节

行为性体温调节是人体有意识地通过改变行为活动来维持体温的相对稳定。如根据环境温度增减衣着,使用电风扇和空调,人工改变气候条件等。行为性体温调节是自主性体温调节的补充。

(贾元红)

 自测题

1. 机体 70% 的能量来自
   A. 糖的有氧氧化   B. 脂肪的氧化   C. 蛋白质的氧化
   D. 核酸的分解   E. 蛋白质的合成
2. 体内能量主要贮存于
   A. 磷酸肌酸   B. ATP   C. 脂肪

    D. 蛋白质   E. ADP

3. 对能量代谢影响最显著的因素是
    A. 环境温度   B. 精神因素   C. 肌肉活动
    D. 进食   E. 年龄差异

4. 机体安静时,能量代谢最稳定的环境温度是
    A. 0 ~ 5℃   B. 5 ~ 10℃   C. 15 ~ 20℃
    D. 20 ~ 30℃   E. 30℃以上

5. 基础代谢率的测定常用于下列哪种疾病的诊断
    A. 垂体功能低下   B. 甲状腺功能亢进或低下
    C. 肾上腺皮质功能亢进   D. 糖尿病
    E. 白血病

6. 基础代谢率最低的情况是
    A. 基础条件下   B. 安静时   C. 清晨空腹时
    D. 熟睡时   E. 活动时

7. 运动时机体的主要产热器官是
    A. 肝脏   B. 骨骼肌   C. 脑
    D. 心脏   E. 肾脏

8. 人体最主要的散热器官是
    A. 肺   B. 肾   C. 皮肤
    D. 汗腺   E. 消化道

9. 安静状态下,当环境温度升高到30℃左右时,机体的主要散热方式是
    A. 辐射散热   B. 对流散热   C. 发汗
    D. 传导散热   E. 不感蒸发

10. 对高热患者用冰袋或冰帽降温属于
    A. 增加蒸发散热   B. 增加传导散热   C. 增加对流散热
    D. 增加辐射散热   E. 增加接触面积

11. 对高热患者采用酒精擦浴降温属于
    A. 增加蒸发散热   B. 增加接触面积   C. 增加对流散热
    D. 增加辐射散热   E. 增加传导散热

第八章　肾脏的排泄功能

学习目标

1. 掌握排泄、肾小球滤过率和渗透性利尿的概念；正常人的尿量、尿生成过程及抗利尿激素和醛固酮的作用。
2. 熟悉机体的排泄途径；肾糖阈的概念；抗利尿激素和醛固酮的调节。
3. 了解肾脏的基本功能；排尿反射及临床意义。
4. 学会准确判断异常尿量及临床上常见影响尿量的因素。

情景导入与思考

情景导入：

　　李先生前去医院做膀胱 B 超检查，护士嘱咐：检查 1 小时前大量饮水，直到有排尿的感觉，再进行检查。

请思考：

1. 为什么大量饮水短时间会产生排尿感？
2. 尿是如何生成的？

第一节　概　　述

一、排泄的概念和途径

　　在新陈代谢的过程中，营养物质分解时，一方面为生命活动提供能量，同时产生各种代谢终产物。机体将代谢终产物、过剩及有害的物质，经血液循环，通过排泄器官排至体外的过程称为排泄（excretion）。

　　人体的排泄器官有肾、肺、皮肤和消化器官等，其排泄途径及排泄物见表 8-1。在所有的排泄器官中，肾排出的物质种类多、数量大，并可根据机体的状况调整尿液的质和量，所以肾是人体最重要的排泄器官。

表8-1 人体排泄途径及排泄物

排泄途径	排泄物质
呼吸道	CO_2、少量水分、挥发性物质等
皮肤	水、NaCl、KCl、少量尿素、乳酸等
消化道	胆色素,钙、磷、铁等无机盐
肾	水、尿素、肌酐、盐类、药物、色素等

二、肾脏的基本功能

1. 泌尿功能　肾脏的主要功能是泌尿,使代谢产物以尿的形式排出体外。
2. 调节功能　肾脏通过调节体内的水、电解质和酸碱平衡,维持内环境的稳态。
3. 内分泌功能　肾脏可分泌促红细胞生成素、肾素、前列腺素等多种激素。

第二节　尿 的 生 成

一、尿量、尿液的理化特性及成分

(一)尿量

正常成年人每昼夜尿量为 1000~2000ml,平均为 1500ml。尿量的多少取决于机体的摄水量和其他途径的排水量。

临床上常见的尿量异常情况有三种:①多尿:每昼夜尿量长期保持在 2500ml 以上;②少尿:每昼夜尿量少于 400ml 或每小时尿量持续少于 17ml;③无尿:每昼夜尿量不足 100ml 或 12 小时内无尿。多尿可使机体水分大量丧失,导致脱水;少尿和无尿会使代谢终产物在体内积蓄,严重时可导致尿毒症。

 临床应用

尿 毒 症

尿毒症不是一个独立的疾病,是肾功能衰竭晚期所发生的一组临床综合征。肾脏的三大功能丧失,出现一系列症状和代谢紊乱。临床表现除水、电解质和酸碱平衡紊乱、贫血、出血倾向、高血压等进一步加重外,还可出现各器官系统功能障碍以及物质代谢障碍,全身系统都会受累,出现心力衰竭、精神异常、昏迷等严重情况,危及生命。

尿毒症患者在我国每年每百万人口中就有 50~100 人,其中不少是青少年。尿毒症患者多采取肾脏替代治疗,即透析治疗,包括血液透析和腹膜透析。但透析无法替代肾脏的内分泌功能,因而,肾移植是尿毒症病人最合理、最有效的治疗方法。

(二)尿液的理化特性

1. 颜色　正常新鲜尿液为淡黄色透明液体。尿液颜色主要来自胆色素的代谢产物,并受一些食物和药物的影响。大量饮水后,尿液被稀释,颜色变淡;机体缺水时,尿量减少,尿液浓缩,颜色变深。

知识窗口

尿液颜色的变化说明了什么?

尿液的颜色在生理或病理情况下可以发生改变。如食用大量胡萝卜或维生素B_2,尿液呈深黄色;尿路结石、急性肾小球肾炎、肾肿瘤、肾结核等可出现血尿;血型不合的输血反应、蚕豆病等,尿液呈浓茶色或酱油色称血红蛋白尿;阻塞性黄疸、肝细胞性黄疸等情况下,尿中含有大量的胆红素时,尿液呈黄褐色称胆红素尿;丝虫病人尿液呈乳白色称乳糜尿;白色浑浊的尿液为脓尿。

2. 渗透压 尿液的渗透压一般高于血浆渗透压,当低于血浆渗透压时称为低渗尿,反之称为高渗尿。肾具有很强的浓缩和稀释尿液的能力,当大量出汗、腹泻、呕吐等原因引起机体缺水时,尿液被浓缩,渗透压升高,排出高渗尿;而大量饮水后,尿液则被稀释,排出低渗尿。肾浓缩和稀释尿液的功能对维持体内的水平衡具有重要意义。

3. 酸碱度 尿液通常为弱酸性,pH介于$4.5 \sim 7.5$。其酸碱度受食物和代谢产物影响。摄入较多富含蛋白质的食物时,尿液呈酸性;素食者的尿液呈碱性。

(三)尿液的化学成分

尿液的主要成分是水,占$95\% \sim 97\%$,其余为溶质,主要是电解质和非蛋白含氮化合物。电解质中以Na^+、Cl^-含量最多,非蛋白含氮化合物中则以尿素为主。

二、尿生成的过程

尿液是在肾单位和集合管中生成的。肾单位由肾小体和肾小管两部分组成。肾小球和肾小囊构成肾小体,肾小管由近端小管、髓袢细段和远端小管构成(图8-1)。

肾血流的特点:①肾血流量大,1200ml/min,相当于心输出量的$20\% \sim 25\%$。②有两套毛细血管:一是肾小球毛细血管网:毛细血管血压高,有利于肾小球的滤过作用。二是肾小管周围毛细血管网:毛细血管血压低,有利于肾小管的重吸收作用。

尿生成的过程包括三个相互联系的环节:①肾小球的滤过;②肾小管和集合管的重吸收;③肾小管和集合管的分泌。即:

$$血浆 \xrightarrow{\text{肾小球滤过}} 原尿 \xrightarrow[\text{肾小管和集合管分泌}]{\text{肾小管和集合管重吸收}} 终尿$$

(一)肾小球的滤过

肾小球的滤过是指血液流经肾小球毛细血管时,血浆中除大分子血浆蛋白以外的水、无机盐、小分子有机物等,透过滤过膜进入肾小囊形成原尿的过程。肾小球的滤过是尿生成的第一个环节,原尿中除蛋白质含量极少外,其余成分和浓度与血浆基本相同(表8-2),因此,原尿是血浆的超滤液。

1. 滤过的结构基础——滤过膜

(1)滤过膜的结构:滤过膜由三层结构组成。内层是毛细血管内皮细胞,中间是基膜,外层是肾小囊脏层上皮细胞。每层结构上都存在不同直径的微孔,构成了滤过膜的机械屏障,

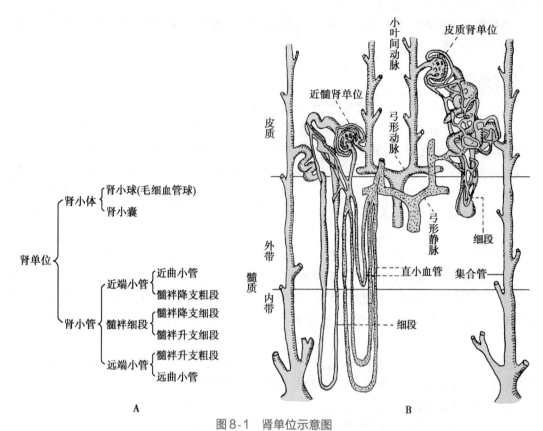

图8-1 肾单位示意图

A. 肾单位的组成;B. 肾单位和肾血管的机构示意图,图中示处于肾皮质
不同部位的肾单位和肾血管的结构显著不同

限制了血细胞和大分子血浆蛋白通过。除此之外,滤过膜的各层结构上,均覆盖有一层带负电荷的蛋白质,起着电学屏障的作用,可阻碍带负电荷的蛋白质通过。两道屏障使滤过膜对血浆中物质的滤过具有高度选择性,对原尿的成分起着决定性作用。

表8-2 血浆、原尿和终尿成分比较

成分	血浆（g/L）	原尿（g/L）	终尿（g/L）	重吸收率（%）
Na^+	3.3	3.3	3.5	99
K^+	0.2	0.2	1.5	94
Cl^-	3.7	3.7	6.0	99
磷酸根	0.04	0.04	1.5	67
尿素	0.3	0.3	20.0	45
尿酸	0.02	0.02	0.5	79
肌酐	0.01	0.01	1.5	—
氨	0.001	0.001	0.4	—
葡萄糖	1.0	1.0	极微量	近100
蛋白质	60~80	0.3	微量	近100
水	900	980	960	99

（2）滤过膜的通透性：血浆中的物质能否通过滤过膜，主要取决于被滤过物质分子大小。一般来说，以分子量为 70 000 的物质分子作为肾小球滤过的界限，分子量大于等于 70 000 的物质分子完全不能通过滤过膜。此外，血浆中的物质通过滤过膜的难易还与其所带电荷有关。白蛋白的分子量为 69 000，是三类血浆蛋白中最小的蛋白质，但由于其带有负电荷，因此不能通过电学屏障，故原尿中几乎没有蛋白质。

（3）滤过膜的面积：正常成人两肾约有 200 万个肾单位处于活动状态，滤过膜的总面积约为 $1.5m^2$，这样大的滤过面积有利于血浆的滤过。正常情况下，人两肾的全部肾小球滤过面积保持相对稳定。

2. 滤过的动力　有效滤过压是肾小球滤过的动力，其组成与组织液生成的有效滤过压相似，是促进滤过的动力和对抗滤过的阻力之间的差值（图 8-2）。

有效滤过压 = 肾小球毛细血管血压 −（血浆胶体渗透压 + 囊内压）。

其中，肾小球毛细血管血压是滤过的动力，血浆胶体渗透压和肾小囊内压是肾小球滤过的阻力。据测定，肾小球毛细血管入球小动脉端和出球小动脉端的血压几乎相等，约为 45mmHg。在原尿生成过程中，水和小分子物质不断滤出，血浆蛋白被浓缩，血浆胶体渗透压也从 25mmHg 逐渐升高到 35mmHg。肾小囊内压一般情况下变化不大，约为 10mmHg。因此：

入球小动脉端肾小球有效滤过压 = 45 −（25 + 10）= 10（mmHg）

出球小动脉端肾小球有效滤过压 = 45 −（35 + 10）= 0（mmHg）

由此可见，在血液从入球小动脉流向出球小动脉的过程中，肾小球有效滤过压随血浆胶体渗透压的增高而逐渐降低。当有效滤过压下降到零时，滤过作用停止。

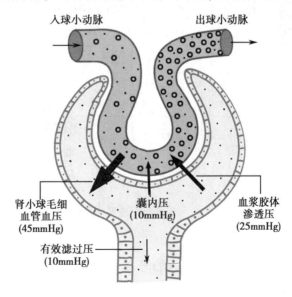

图 8-2　肾小球有效滤过压示意图
○ 代表不可过滤的大分子物质；● 代表可过滤的小分子物质

3. 肾小球滤过率　单位时间内（每分钟）两肾生成的原尿量，称为肾小球滤过率（GFR），正常成人安静时约为 125ml/min。

（二）肾小管和集合管的重吸收

原尿进入肾小管后称为小管液。小管液流经肾小管和集合管时,其中某些成分经上皮细胞重新进入肾小管周围毛细血管的过程,称为肾小管和集合管的重吸收。以每分钟两肾生成的原尿量125ml计算,正常成人每昼夜生成的原尿量约为180L,而每昼夜排出的终尿量一般为1.5L左右。表明原尿中约有99%的水被重吸收,同时其他物质也被不同程度的重吸收(表8-2)。

1. 重吸收的部位　肾小管各段和集合管都有重吸收能力,其中近曲小管的重吸收能力最强。正常情况下,小管液中的葡萄糖、氨基酸等营养物质,几乎全部在近曲小管重吸收,大部分的水、无机盐、尿素等也在此重吸收(图8-3)。因而,近曲小管是重吸收的主要部位。

近曲小管的重吸收还与肾小球滤过之间存在着比较稳定的关系,重吸收量始终占肾小球滤过率的65%~70%,这种现象称为球-管平衡。其生理意义在于使尿量不会随肾小球滤过率的增减而发生大幅度变动,维持体内的水、钠平衡。

2. 重吸收的方式　肾小管和集合管的重吸收有被动重吸收和主动重吸收两种。被动重吸收是将小管液中的物质顺电化学梯度转运至血液,不需要细胞额外消耗能量,如水、尿素、HCO_3^-等的重吸收。主动重吸收是逆电化学梯度的转运,需要细胞消耗能量,如蛋白质、氨基酸、葡萄糖、Na^+的重吸收。两种方式相互影响、密切关联。

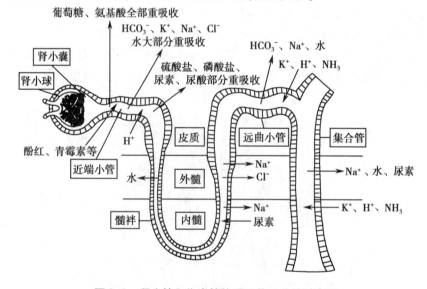

图8-3　肾小管和集合管的重吸收及分泌示意图

3. 重吸收的特点

(1)选择性:肾小管对各种物质重吸收的能力和比例是不同的。对机体有用的物质,肾小管和集合管上皮细胞能够全部重吸收或大部分重吸收,如葡萄糖、氨基酸、Na^+和水等;而有的物质重吸收较少,甚至完全不被重吸收(图8-3)。

(2)有限性:当小管液中某种物质的浓度过高,超过上皮细胞对其重吸收的极限时,终尿中将会出现该物质。如葡萄糖的重吸收仅限于近曲小管,当血糖浓度超过一定限度,葡萄糖不能全部被重吸收而随尿液排出,导致糖尿。因此,将尿中刚开始出现葡萄糖时的最低血糖浓度称为肾糖阈(renal glucose threshold),正常值为8.9~10.0mmol/L。

4. 几种主要物质的重吸收

（1）Na⁺和Cl⁻的重吸收：Na⁺的重吸收率约为99%。绝大部分Na⁺在近曲小管经钠泵主动重吸收，Cl⁻随之被动重吸收。但在髓袢升支粗段，Cl⁻是继发性主动重吸收的。

（2）K⁺的重吸收：主要在近曲小管主动重吸收，重吸收量约占滤过量的94%左右；而终尿中的K⁺主要是远曲小管和集合管分泌的。

（3）葡萄糖的重吸收：原尿中的葡萄糖与血糖浓度相等，正常情况下，葡萄糖在近曲小管重吸收率接近100%，是借助于Na⁺主动重吸收的一种继发性主动转运。当小管液中的葡萄糖浓度超过肾糖阈时，尿中就会出现葡萄糖。肾糖阈反映了肾小管上皮细胞对葡萄糖的最大重吸收限度。

（4）水的重吸收：水的重吸收是通过渗透方式进行的被动重吸收，重吸收率为99%。其中约70%在近曲小管，借助溶质重吸收形成的渗透压差进入上皮细胞，与机体是否缺水无关，属于必需重吸收。另外20%~30%在远曲小管和集合管，根据机体对水的需求情况，受抗利尿激素的调节而进行重吸收，属于调节重吸收。正常情况下，调节重吸收是影响终尿量的关键。

（三）肾小管和集合管的分泌

肾小管和集合管的分泌是指肾小管和集合管的上皮细胞将细胞内或血浆中的物质转运至小管液的过程。其主要分泌的物质有H⁺、NH₃和K⁺等。

1. H⁺的分泌 近曲小管、远曲小管和集合管的上皮细胞都有分泌H⁺的功能，但主要在近曲小管。近曲小管分泌H⁺是通过H⁺-Na⁺交换实现的。由上皮细胞代谢产生或由小管液进入细胞的CO₂，在碳酸酐酶的催化下与H₂O生成H₂CO₃，解离成HCO₃⁻和H⁺。细胞内的H⁺和小管液中的Na⁺与细胞膜上转运体结合，H⁺被主动分泌到小管液，Na⁺被重吸收入细胞，这种H⁺的分泌与Na⁺的重吸收耦联的过程称为H⁺-Na⁺交换。进入上皮细胞的Na⁺与HCO₃⁻结合生成NaHCO₃并一起转移到血液中。这样，上皮细胞每分泌一个H⁺，就会重吸收一个Na⁺和一个HCO₃⁻回到血液（图8-4）。这一过程既排出了代谢过程产生的H⁺（酸），又保留了机体需要的NaHCO₃（碱）。因此，H⁺的分泌具有排酸保碱、维持体内酸碱平衡的重要作用。

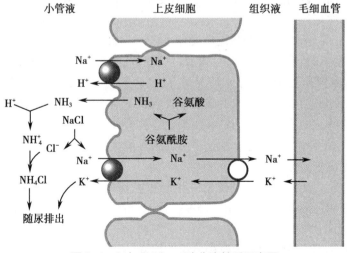

图8-4 H⁺、NH₃、K⁺分泌关系示意图

实心圆表示转运体，空心圆表示Na⁺泵

2. NH₃的分泌   正常情况下,NH_3是细胞内谷氨酰胺脱氨基产生的,主要由远曲小管和集合管分泌。NH_3是一种脂溶性物质,能通过细胞膜向 pH 低的方向扩散,而 H^+ 的分泌降低了小管液的 pH,促进 NH_3 向小管液中分泌。NH_3 与小管液中的 H^+ 结合生成 NH_4^+,降低小管液中的 H^+ 浓度,有利于 H^+ 的再分泌。NH_4^+ 与小管液中的 Cl^- 结合生成 NH_4Cl,随尿排出(图 8-4)。故 NH_3 的分泌有着间接的排酸保碱、维持酸碱平衡的作用。

3. K⁺的分泌   小管液中的 K^+ 绝大部分被近曲小管重吸收,终尿中的 K^+ 主要是远曲小管和集合管分泌的。K^+ 的分泌与 Na^+ 的主动重吸收密切相关。远曲小管和集合管上皮细胞对 Na^+ 的主动重吸收,造成了管腔内的负电位,细胞内的 K^+ 顺电位差被动转运入小管液,形成 K^+-Na^+ 交换(图 8-4)。K^+-Na^+ 交换和 H^+-Na^+ 交换具有竞争抑制作用,即当 H^+-Na^+ 交换增多时,K^+-Na^+ 交换减少;而 K^+-Na^+ 交换增多时,H^+-Na^+ 交换减少。在酸中毒情况下,H^+-Na^+ 交换增多,K^+-Na^+ 交换减少,K^+ 排出障碍,导致高血钾;相反,在碱中毒时,K^+ 排出增多,导致低血钾。

三、影响和调节尿生成的因素

尿的生成有赖于肾小球的滤过作用和肾小管、集合管的重吸收及分泌作用。因此,机体对尿生成的调节也就是通过对滤过作用和重吸收、分泌作用的调节来实现的。

(一)影响肾小球滤过的因素

1. 有效滤过压   肾小球有效滤过压是肾小球滤过的动力,组成有效滤过压的三个因素发生改变时,就会影响肾小球的滤过。

(1)肾小球毛细血管血压:实验证明,当动脉血压变动于 80 ~ 180mmHg 范围内时,自身调节使肾血流量保持相对稳定,因此肾小球毛细血管血压维持相对稳定,肾小球滤过率基本保持不变。当动脉血压低于 80mmHg 时,肾小球毛细血管血压相应降低,肾小球滤过率减少。当动脉血压降到 40mmHg 以下时(如大失血等),肾血流量急剧减少,肾小球滤过率几乎为 0,可导致无尿。

(2)血浆胶体渗透压:血浆胶体渗透压一般情况下较为稳定。静脉输入大量生理盐水、严重的营养不良及肝肾疾患均可使血浆蛋白浓度下降,血浆胶体渗透压降低,肾小球有效滤过压升高,滤过率增加。

(3)囊内压:正常情况下,肾小囊内压变化不大。当肾盂或输尿管结石、肿瘤压迫或其他原因使尿路发生梗阻时,囊内压升高,有效滤过压降低,肾小球滤过率减少。

2. 滤过膜的面积和通透性   正常情况下,滤过膜的面积和通透性都比较稳定。某些疾病如急性肾小球肾炎时,由于肾小球毛细血管管腔狭窄甚至完全阻塞,使有滤过功能的肾小球数量减少,有效滤过面积减小,导致肾小球滤过率减少,出现少尿甚至无尿。又由于滤过膜上带负电荷的糖蛋白减少或消失,滤过膜的通透性增大,本来不能通过的蛋白质甚至红细胞滤出,而出现蛋白尿或血尿。

3. 肾血浆流量   交感神经兴奋或去甲肾上腺素和肾上腺素增多时,肾血管收缩,肾血流量减少,肾小球滤过减少。反之,滤过增多。肾血流量除了受神经、体液调节之外,还有较强的自身调节能力。

(二)影响肾小管、集合管重吸收和分泌的因素

1. 小管液溶质浓度   小管液溶质的浓度所形成的渗透压是肾小管和集合管重吸收水的阻力。当小管液溶质浓度升高,肾小管腔的渗透压随之升高,导致肾小管各段和集合管对

水的重吸收减少,尿量增多,这种利尿方式称为渗透性利尿(osmotic diuresis)。糖尿病患者的多尿,就是由于血糖浓度超过肾糖阈,未被重吸收的葡萄糖存留在小管液中,使小管液溶质浓度升高,导致尿量增加。临床上应用甘露醇这一类能被肾小球滤过但不能被肾小管和集合管重吸收的药物,通过提高小管液中的溶质浓度,使水的重吸收减少,达到脱水消肿的目的,用来治疗脑水肿、青光眼等疾病。

2. 抗利尿激素 抗利尿激素(ADH)在下丘脑视上核和室旁核的神经元胞体合成后,沿神经元的轴突运至神经垂体贮存,并由此释放入血。

(1)生理作用:ADH 的主要生理作用是增加远曲小管和集合管上皮细胞对水的通透性,促进水的重吸收,导致尿量减少。此外,它对血管也有作用(详见内分泌系统)。

(2)调节因素:ADH 的释放主要受到血浆晶体渗透压和循环血量的调节。

1)血浆晶体渗透压:血浆晶体渗透压的变化是调节 ADH 合成和释放的重要生理因素。在下丘脑视上核和室旁核及其附近存在渗透压感受器,对血浆晶体渗透压的变化非常敏感。在大量出汗、严重腹泻或呕吐等情况下,体内水分大量丢失,导致血浆晶体渗透压升高,引起渗透压感受器兴奋,ADH 合成和释放增多,远曲小管和集合管对水的重吸收增加,尿量减少,以维持体内水平衡(图 8-5)。相反,如果在短时间内大量饮清水,由于血液被稀释,血浆晶体渗透压降低,引起渗透压感受器抑制,ADH 合成和释放减少,远曲小管和集合管对水的重吸收减少,尿量增多。这种大量饮水后引起 ADH 释放减少导致尿量增多的现象,称为水利尿。

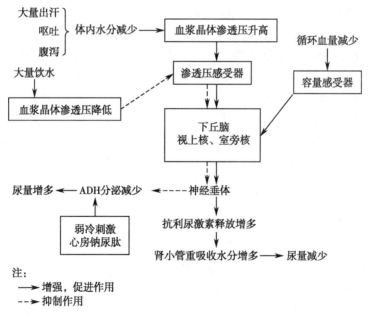

图 8-5 抗利尿激素的调节示意图

2)循环血量:左心房和胸腔大静脉管壁上存在的容量感受器,在循环血量改变时可通过其反射性地调节 ADH 释放。如急性大失血时,循环血量减少,对容量感受器的刺激减弱,ADH 的合成和释放增多,使水的重吸收增加,尿量减少,有利于血容量的恢复(图 8-5)。相反,在大量饮水、输液时,循环血量增加,引起 ADH 释放减少,水的重吸收减少,尿量增加,以排出体内过剩的水分。

由此可见,血浆晶体渗透压和循环血量的改变,可通过调节 ADH 的分泌来维持血浆渗透压与循环血量的相对稳定。如果下丘脑-神经垂体病变引起 ADH 合成或释放障碍,导致肾小管重吸收水的功能下降而使尿量显著增加,每日多达 4~10L 以上,称为尿崩症。

3. 醛固酮　醛固酮是由肾上腺皮质球状带细胞分泌的一种类固醇激素。

(1)生理作用:促进远曲小管和集合管对 Na^+ 的主动重吸收和 K^+ 的分泌,Na^+ 重吸收的同时伴有水的重吸收,因此,醛固酮具有保 Na^+、排 K^+、保水的作用,对保持体内 Na^+ 和 K^+ 正常浓度、维持血容量的相对稳定具有重要意义。

(2)调节因素:醛固酮的分泌主要受肾素-血管紧张素-醛固酮系统和血 K^+、血 Na^+ 浓度的调节。

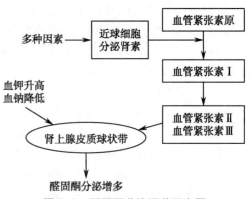

图 8-6　醛固酮分泌调节示意图

1)肾素-血管紧张素-醛固酮系统:由于多种因素如肾血流量减少、交感神经兴奋等,可引起近球细胞分泌肾素增多。肾素可催化血浆中的血管紧张素原水解为血管紧张素 I,再经一系列的转化成为血管紧张素 II 和 III。血管紧张素 II 和 III 都具有刺激肾上腺皮质球状带分泌醛固酮的作用,使 Na^+ 和水的重吸收增多,尿量减少(图 8-6)。肾素的分泌决定了血浆中血管紧张素的浓度,进而决定了醛固酮水平,因此,在它们之间构成了一个彼此联系的功能系统,称为肾素-血管紧张素-醛固酮系统。

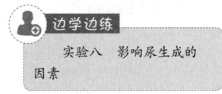

边学边练

实验八　影响尿生成的因素

2)血 K^+、血 Na^+ 浓度:血 K^+ 浓度升高或血 Na^+ 浓度降低,均可直接刺激肾上腺皮质球状带分泌醛固酮,促进机体保 Na^+ 排 K^+(图 8-6),以维持血 Na^+ 和血 K^+ 的正常浓度。

第三节　尿的贮存和排放

一、尿的贮存

原尿经肾小管和集合管的重吸收和分泌后形成终尿,由集合管汇入乳头管,再经肾盏进入肾盂,最后通过输尿管输送到膀胱贮存。尿的生成是一个连续的过程,而膀胱的排尿是间歇进行的。正常人膀胱内贮存的尿量达 100~150ml 时,开始有膀胱充盈感;尿量达 200ml 及以上时,则产生尿意;当膀胱内尿量达 400~500ml 时,膀胱内压会明显上升,引起反射性排尿活动,将尿液经尿道排放于体外。

二、排尿反射

(一)排尿反射

排尿反射是一种复杂的反射活动,其初级中枢位于脊髓腰骶段,并受大脑皮质的控制。当膀胱内尿量达 400~500ml 时,膀胱内压升高,刺激膀胱壁上的牵张感受器,冲动沿盆神经传入,到达脊髓腰骶段初级中枢,同时,冲动上传到达大脑皮质高级排尿中枢,产生尿意。当环境条件许可,大脑皮质高级排尿中枢发出兴奋性冲动到达脊髓腰骶段,使盆神经兴奋,引起膀胱逼尿肌收缩,尿道内括约肌舒张;阴部神经抑制,尿道外括约肌舒张,尿液排出。尿液流经后尿道时,刺激后尿道壁上的感受器,进一步反射性的加强脊髓初级排尿中枢的活动(图 8-7)。这种正反馈调节使排尿反射不断加强,直至膀胱内尿液排完。

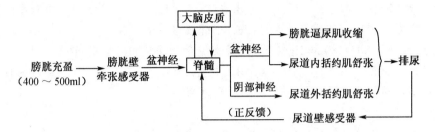

图 8-7 排尿反射过程示意图

(二)排尿异常

排尿或贮尿任何一方发生障碍,均可出现排尿异常,临床上常见的有尿频、尿潴留和尿失禁。

1. 尿频 是指尿意频繁、排尿次数过多。常常是由膀胱炎症或机械刺激如膀胱结石等引起的。上述病因在引起尿频的同时,还可伴有尿急、尿痛,称尿路刺激征。

2. 尿潴留 膀胱内充满尿液但不能自行排出,称为尿潴留。多是因为排尿反射的某个环节发生功能障碍,如脊髓骶段损伤、盆神经或阴部神经功能障碍(麻醉)及尿道压迫、阻塞等导致。

3. 尿失禁 是指排尿失去意识控制。多见于脊髓骶段以上损伤或昏迷,导致排尿反射的初级中枢与高级中枢联系中断而引起。婴幼儿时期由于大脑皮质发育不够完善,对初级排尿中枢的控制能力较差,因此排尿多为无意识活动。

(贾元红)

 自测题

1. 下面情况**不**属于排泄的是
   A. 结肠与直肠排出的食物残渣
   B. 结肠与直肠排出的胆色素
   C. 肺呼出的 CO_2
   D. 皮肤分泌的汗液
   E. 肾脏生成尿液

2. 患者女,因失血性休克,经抢救后留置导尿,24 小时内引流尿液 350ml,此状况属于
   A. 无尿
   B. 少尿
   C. 尿潴留
   D. 尿量正常
   E. 尿量偏少

3. 直接影响远曲小管和集合管重吸收水的激素是
   A. 醛固酮
   B. 抗利尿激素
   C. 肾素
   D. 肾上腺素
   E. 甲状旁腺素

4. 醛固酮作用的主要部位是
   A. 近曲小管
   B. 髓袢
   C. 远曲小管

D. 远曲小管和集合管　　　　　E. 集合管

5. 肾的功能最重要的是
　　A. 排出代谢终产物　　　　B. 排出多余或无用物质　　C. 分泌肾素
　　D. 维持内环境相对稳定　　E. 分泌促红细胞生成素

6. 正常情况下,影响尿量的最主要因素是
　　A. 肾血流量　　　　　　　B. 有效滤过压　　　　　　C. 抗利尿激素
　　D. 醛固酮　　　　　　　　E. 小管液溶质浓度

7. 血压波动于 80~180mmHg 范围时,肾血流量仍保持相对恒定,这是由于
　　A. 神经调节　　　　　　　B. 体液调节　　　　　　　C. 肾脏的自身调节
　　D. 神经和体液共同调节　　E. 负反馈

8. 肾小球滤过率是指
　　A. 两侧肾脏每分钟生成的原尿量　　　B. 一侧肾脏每分钟生成的原尿量
　　C. 两侧肾脏每分钟生成的尿量　　　　D. 一侧肾脏每分钟生成的尿量.
　　E. 两侧肾脏每天生成的原尿量

9. 原尿的成分与血浆相比所**不同**的是
　　A. 葡萄糖　　　　　　　　B. 尿素含量　　　　　　　C. Na^+ 含量
　　D. 蛋白质含量　　　　　　E. 肌酐含量

10. 与肾小球滤过率**无关**的因素是
　　A. 滤过膜的面积　　　　　B. 血浆胶体渗透压　　　　C. 血浆晶体渗透压
　　D. 肾小球毛细血管血压　　E. 滤过膜的通透性

11. 重吸收 Na^+ 能力最强的部位是
　　A. 近曲小管　　　　　　　B. 髓袢降支　　　　　　　C. 髓袢升支
　　D. 远曲小管　　　　　　　E. 集合管

12. 主动重吸收 Cl^- 的部位是
　　A. 近曲小管　　　　　　　B. 远曲小管　　　　　　　C. 髓袢升支细段
　　D. 髓袢升支粗段　　　　　E. 集合管

13. 关于葡萄糖重吸收的叙述,**错误的**是
　　A. 只有近曲小管可以重吸收
　　B. 与 Na^+ 的重吸收相耦联
　　C. 是一种继发性主动重吸收过程
　　D. 正常情况下,近曲小管不能将肾小球滤出的葡萄糖全部重吸收
　　E. 超过肾糖阈,尿中会出现葡萄糖

14. 糖尿病人尿量增多的原因是
　　A. 肾小球滤过率增加　　　B. 渗透性利尿　　　　　　C. 水利尿
　　D. 抗利尿激素分泌减少　　E. 醛固酮分泌减少

15. 肾脏病理情况下,出现蛋白尿的原因是
　　A. 血浆蛋白含量增多　　　　　B. 肾小球滤过率升高
　　C. 滤过膜上带负电荷的蛋白质减少　　D. 肾小球毛细血管血压升高
　　E. 肾血浆流量增加

16. 醛固酮的作用是

    A. 保钾排钠   B. 保钠排钾   C. 保钠保钾

    D. 排氢保钠   E. 保钾排水

17. 高位截瘫病人排尿障碍表现为

    A. 尿失禁   B. 尿潴留   C. 尿崩症

    D. 尿频   E. 尿痛

第九章　感　觉　器　官

情景导入与思考

情景导入：

　　小永是一名五年级的学生，平时总喜欢看电视，有时一盯就大半天，看书的时候也喜欢躺在床上看。最近，小永发现看黑板上的字越来越模糊，妈妈带他到医院检查，发现视力下降，诊断为近视眼。

请思考：
1. 眼视近物时的调节包括哪些方面？
2. 眼的折光异常及纠正方法是什么？

第一节　概　　述

　　感觉是客观事物在人脑中的主观反映。各种感觉都是通过特定的感受器或感觉器官、传入神经和大脑皮质的共同活动而产生的。

一、感受器和感觉器官的概念

　　感受器是指专门感受机体内外环境变化的结构或装置。如感觉神经末梢、肌梭、视网膜上的感光细胞等。感受器根据分布部位不同，可分为外感受器和内感受器。外感受器分布在体表，感受外环境信息变化，如声、光、触觉、味觉等；内感受器存在于体内器官组织中，感受内环境的各种变化，如颈动脉窦压力感受器、肺牵张感受器等。根据感受器所接受的刺激性质不同，可分为机械感受器、化学感受器、温度感受器、光感受器等。

　　感觉器官除含感受器外，还包括一些有利于感受刺激的附属结构。人体最主要的感觉

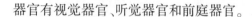

器官有视觉器官、听觉器官和前庭器官。

二、感受器的一般生理特性

（一）感受器的适宜刺激

各种感受器都只对特定形式的刺激最敏感、最易接受，称为感受器的适宜刺激。如视网膜感光细胞的适宜刺激是一定波长的光波；听觉感受器的适宜刺激是一定频率的声波。

（二）感受器的换能作用

感受器能将各种形式的刺激能量转换为传入神经的动作电位，以神经冲动的形式传入中枢，这种特性称为感受器的换能作用。

（三）感受器的编码功能

感受器在感受刺激的过程中，把刺激所包含的信息转移到动作电位的序列中，起到了转移信息的作用，称为感受器的编码功能。

（四）感受器的适应现象

某一恒定强度的刺激持续作用于同一感受器时，传入神经冲动的发放频率会逐渐降低，这一现象称为感受器的适应现象。有的感受器适应很快，有利于机体不断接受新的刺激，如触觉感受器、嗅觉感受器；有的不容易产生适应，如颈动脉窦压力感受器、痛觉感受器，这样有利于机体对某些生理功能进行经常性的监控。

第二节 视 觉 器 官

眼是视觉器官，由折光系统和感光系统两大部分组成。视觉感受器的适宜刺激是波长为380～760nm的可见光，外界物体发出的光线经过眼的折光系统，在视网膜上形成物像。视网膜中的感光细胞感受物像的光刺激，并把光能转变成生物电能，产生的神经冲动通过视神经传入视觉中枢，从而产生视觉。人的视觉是通过眼、视神经和视觉中枢共同活动来完成的。在人脑所获得的外界信息中，至少有70%以上来自视觉。因此，眼是人体最重要的感觉器官。

一、眼折光系统的功能

（一）眼的折光系统与成像

眼的折光系统包括角膜、房水、晶状体和玻璃体。光线通过不同折光体发生多次折射，其中晶状体的折光力最大，又能改变凸度的大小，在眼成像中起着最重要的作用。眼折光成像的原理与凸透镜的成像原理基本相似，为便于理解，通常用简化眼来说明折光系统的成像功能（图9-1）。

简化眼是一个人工设定的单球面折光体，眼内容物均匀，折光率为1.33，角膜的曲率半径为5mm，即节点n到前表面的距离，后主焦点在节点后15mm处，相当于视网膜的位置。这个模型与生理安静状态下的人眼一样，正好能使远处物体发出的平行光线聚焦在视网膜上，形成一个清晰的物像。

（二）眼的调节

眼在安静状态下看6m以外的远物时，物体发出的光线近似平行光线，经折射后正好成像在视网膜上，不需要调节即可看清物体。通常把眼在静息状态下所能看清物体的最远距

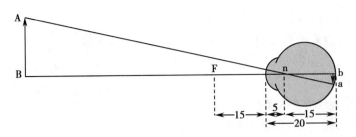

图 9-1　简化眼成像示意图

单位为 mm,n 为节点,AnB 和 anb 是相似三角形,如果物距已知,就可以由物体的

大小(AB)计算出物像的大小(ab),也可算出两三角形对顶角(即视角)的大小

离称为远点。看 6m 以内的近物时,由于距离移近,入眼光线由平行变为辐散,经折射后聚焦在视网膜的后方,故不能在视网膜上清晰成像。为使 6m 以内的物体清晰成像,眼会发生相应的调节反应,使物像能够清晰地落在视网膜上。眼视近物时的调节反应包括晶状体变凸、瞳孔缩小和双眼球会聚三个方面。

1. 晶状体的调节　晶状体呈双凸形,富有弹性,周边部位借睫状小带与睫状体相连。视远物时,睫状肌松弛,睫状体拉紧睫状小带,晶状体呈扁平状,折光力减弱,远处物体成像在视网膜上。视近物时,物像后移,视网膜感光细胞感受到模糊的物像,反射性地引起副交感神经兴奋,睫状肌收缩,睫状小带松弛,晶状体由于自身的弹性回位而变凸,折光力增大,物像前移成像在视网膜上(图 9-2)。

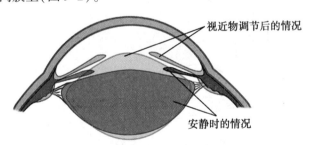

视近物调节后的情况

安静时的情况

图 9-2　晶状体和瞳孔的调节示意图

眼看近物时的调节能力是有限的,主要决定于晶状体的调节。通常把眼作最大调节所能看清物体的最近距离称为近点。近点越近,表示晶状体的弹性越好,调节能力越强。晶状体的弹性与年龄有关,年龄越大,晶状体弹性越差,眼的调节能力越弱。例如,8 岁的儿童近点平均为 8.3cm,20 岁时约为 11.8cm,一般人在 40 岁以后调节能力显著减退,表现为近点远移,60 岁时近点可增至 80cm 或更远。由于年龄的原因引起晶状体弹性下降的人,看远物正常,看近物不清楚,称为老视,即老花眼,可配戴凸透镜矫正。

2. 瞳孔的调节　正常人瞳孔的直径可变动于 1.5~8.0mm。在生理状态下,有两种情况可改变瞳孔大小:一种是看近物体时,在晶状体凸度增大的同时,出现瞳孔缩小,这种现象称为瞳孔近反射或瞳孔调节反射。另一种情况是强光照射眼时,瞳孔缩小,在强光离开眼后则散大,瞳孔这种随光线强弱而改变大小的反应称为瞳孔对光反射。瞳孔对光反射的效应是双侧性的,即一侧眼被光照射,被照射眼瞳孔缩小的同时,另一侧眼的瞳孔也缩小,这种现象称为互感反应。瞳孔对光反射的中枢在中脑,临床上常把它作为判断中枢神经系统病变部位、麻醉的深度和病情危重程度的重要指标。

3. 双眼球会聚　当双眼看近物时,会出现两眼视轴同时向鼻侧会聚的现象,称为双眼球会聚。可使物体成像于双侧视网膜的对称点上,避免复视而产生清晰的视觉。

边学边练

实验九　瞳孔对光反射及瞳孔近反射

(三)眼的折光异常(屈光不正)

有些人因折光能力异常或眼球的形态异常,在安静状态下平行光线不能在视网膜上聚焦成像,这种现象称为屈光不正(或称折光异常),包括近视、远视和散光(图9-3)。其主要原因和矫正方法(表9-1)。

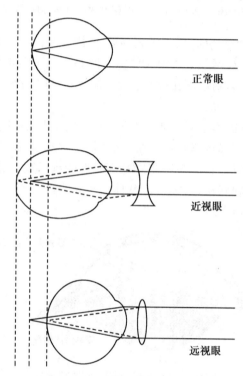

正常眼

近视眼

远视眼

图9-3　眼的折光异常及其矫正
实线为纠正前折射情况;虚线为纠正后折射情况

 知识窗口

近视眼的形成与预防

近视眼的形成原因:大多是由于不良的用眼习惯造成的,如长时间近距离读写或作业、照明条件不良、字迹过小或在摇晃不定的车厢内阅读等,眼长时间处于过度紧张的调节状态或调节痉挛,均可促使近视眼的发生。

近视眼的预防:要养成看书写字的正确姿势,眼与书本之间应保持一定的距离。看书时间不宜过长,不要看字迹太小或模糊的书报,防止眼睛过度疲劳。改正不合理的用眼习惯,如趴在桌上或歪头看书写字、躺在床上看书、吃饭时看书、在强光下或暗淡的光线下看书,以及在开动的车上及走路时看书等,这些不良习惯都会降低视力的敏锐度。

表9-1 三种折光异常的比较

折光异常	产生原因	矫正方法
近视	球前后径过长或折光力过强,物体成像于视网膜之前	配戴凹透镜
远视	球前后径过短或折光力过弱,物体成像于视网膜之后	配戴凸透镜
散光	角膜经纬线曲率半径不一致,不能在视网膜上清晰成像	配戴圆柱形透镜

二、眼感光系统的功能

(一)视网膜的感光细胞

视网膜的感光细胞有视杆细胞和视锥细胞两种(表9-2)。视网膜上视神经乳头处没有感光细胞分布,聚焦于此处的光线不能被感受,在视野中形成生理性盲点。

表9-2 视锥细胞与视杆细胞的比较

细胞	分布	特点	功能
视锥细胞	主要分布于视网膜的中央部,黄斑的中央凹最为密集	对光敏感性低,主要接受强光刺激,能辨色,分辨力强	昼光觉、色觉
视杆细胞	主要分布于视网膜的周边部	对光敏感性高,主要接受暗光刺激,不能辨色,分辨力弱	暗光觉

(二)视网膜的光化学反应

感光细胞含有感光色素,它们在光的作用下分解,分解时所释放的能量使感光细胞发生电变化,进而使视神经兴奋,产生神经冲动,经视神经传入中枢,产生视觉。

1. 视杆细胞的光化学反应 视紫红质是视杆细胞的感光色素,由视蛋白和视黄醛构成。视紫红质的光化学反应是可逆的,在光照下迅速分解为视蛋白和视黄醛,在暗处又可重新合成(图9-4)。在视紫红质分解和合成的过程中有一部分视黄醛被消耗,需要依靠食物中的维生素 A 来补充。如长期维生素 A 摄入不足,会影响人的暗视觉,引起夜盲症。

2. 视锥细胞与色觉 视网膜上分布有三种不同的视锥细胞,分别含有对红、绿、蓝三种光敏感的感光色素。当不同波长的光线作用于视网膜时,会使三种视锥细胞以一定的比例兴奋,这样的信息经视神经传至视觉中枢,即可产生不同的色觉。色觉障碍有色盲和色弱两种情况。对全部或部分颜色缺乏分辨能力,称为色盲,分为全色盲和部分色盲。色盲中最多见的是红色盲和绿色盲,统称为红绿色盲。色盲的产生原因绝大多数是遗传因素引起的,缺乏相应的视锥细胞。若对某种颜色的识别能力较弱,称为色弱,

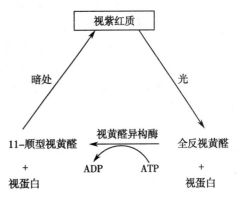

图9-4 视紫红质的光化学反应

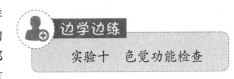

实验十 色觉功能检查

多由后天因素引起。

三、与视觉有关的几种生理现象

(一)视力

视力也称视敏度,指眼对物体细微结构的分辨能力,也就是分辨物体上两点间最小距离的能力。通常以视角的大小作为衡量标准。视角是指物体上两点发出的光线射入眼球,在节点上相交所形成的夹角(图9-5)。视角越小,表示视力越好。一般正常眼能分辨的视角约为1分。视力表就是根据这个原理设计的。

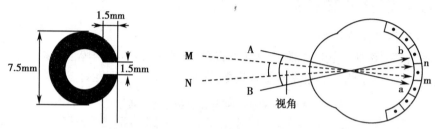

图9-5 视力与视角示意图

1分视角(如AB两点光线的夹角)时的物像(ab)可兴奋两个不相邻的视锥细胞,
视角变小(MN两点光线的夹角)后的物像(mn)只兴奋同一个视锥细胞

(二)视野

用单眼固定注视正前方一点时,该眼所能看见的空间范围,称为视野。视野受面部结构影响,鼻侧和上侧视野较小,颞侧和下侧视野较大。各种颜色的视野不同,白色视野最大,黄色、蓝色、红色、绿色视野依次递减(图9-6)。借助视野检查,可以辅助判断某些视网膜或视觉传导通路的病变。

(三)暗适应和明适应

1. 暗适应 从明亮处突然进入暗处时,最初看不清任何东西,经过一定时间后,视觉敏感度逐渐提高,在暗处的视觉逐渐恢复,这种现象称为暗适应。暗适应的产生是由于在亮处视紫红质大量分解,贮存量很少,进入暗处后不足以引起对暗光的感受,一定时间后,随着视紫红质合成增加,恢复在暗处的视觉。

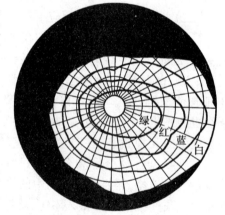

图9-6 右眼的颜色视野

2. 明适应 从在暗处突然进入明亮处时,最初感到耀眼的光亮,看不清物体,稍待片刻后才能恢复视觉,这种现象称为明适应。明适应的产生是由于在暗处时,视杆细胞内蓄积的大量视紫红质,在明亮处遇强光迅速分解,因而产生耀眼的光感。当视紫红质大量分解而减少后,对光较不敏感的视锥细胞便承担起在亮光下的感光而恢复在亮处的视觉。

第三节 位置觉、听觉器官

耳是听觉器官,也是位置觉和平衡觉器官,分为外耳、中耳和内耳三部分。内耳又称迷路,包括耳蜗、前庭和半规管。耳蜗是感音系统;前庭和半规管则是头部位置觉和运动觉感受器,是人体维持平衡的位置觉器官之一。

一、外耳和中耳的传音功能

声波经外耳、中耳传音装置传到耳蜗感音装置,通过听觉感受器的换能作用使听神经兴奋,其神经冲动沿听觉传导路上传至大脑皮质听觉中枢引起听觉。

(一)外耳的功能

外耳由耳廓和外耳道组成。耳廓的形状有利于收集声波,还可以帮助判断声音发出的方向。外耳道是声波传导的通路,同时还起到共鸣腔的作用,与声波共振,提高声音的强度。

(二)中耳的功能

中耳由鼓膜、听骨链、鼓室和咽鼓管等结构组成,在传音过程中起着重要作用。鼓膜、听骨链和内耳卵圆窗之间的联系构成了声音从外耳传向内耳的有效通路(图9-7)。

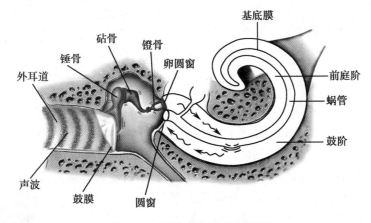

图9-7 中耳和耳蜗关系示意图

1. **鼓膜** 是一个弹性好、有一定张力的薄膜,呈漏斗形,为外耳道与中耳的交界。鼓膜能随声波同步振动,没有余振,将声波如实地传递给听骨链。

2. **听骨链** 由三块听小骨组成,从外向内分别为锤骨、砧骨和镫骨,依次连接构成了一个杠杆系统。通过杠杆作用能把鼓膜的高振幅低压强的振动转换为低振幅高压强的振动传向卵圆窗。通过听骨链的声波传导既有增压作用,又可避免对内耳的损伤。

3. **咽鼓管** 是连接咽与鼓室的通道,其鼻咽部的开口常处于闭合状态,在吞咽、打哈欠时开放。咽鼓管的主要功能是调节鼓室内的压力,使之与外界大气压保持平衡,这对于维持鼓膜的正常位置、形状和振动性能具有重要意义。鼻咽部炎症导致咽鼓管阻塞后,鼓室内的空气被吸收而使压力降低,引起鼓膜内陷,并产生耳鸣,影响听力。当人体快速大幅度地升降(飞机升降、电梯升降),咽鼓管鼻咽部的开口不能及时开放,会引起鼓室内外空气压力的不平衡。

(三)声波传入内耳的途径

声波是通过气传导和骨传导两种途径传入内耳,正常情况下以气传导为主。

1. **气传导** 声波经外耳道引起鼓膜振动,再经听骨链和卵圆窗进入耳蜗,这种传导途径称为气传导,是声波传导的主要途径。另外,鼓膜的振动也可引起鼓室内空气的振动,再经蜗窗(圆窗)传入耳蜗,这一传导途径在正常情况下作用不大,只是当听骨链有病变时,才可发挥一定的传音作用,但此时的听力较正常时大为降低。

2. **骨传导** 声波直接引起颅骨振动,再引起耳蜗内淋巴的振动,这种传导途径称为骨传导。骨传导的敏感性比气传导低得多,因此在正常听觉中其作用甚微。

临床上可以通过检查气传导和骨传导受损的情况,帮助判断听觉异常的产生部位和原因。如当鼓膜或中耳病变,气传导发生障碍,引起传音性耳聋,此时气传导的作用减弱,而骨传导的作用相对增强;当耳蜗病变引起感音性耳聋时,气传导和骨传导的作用都减弱。

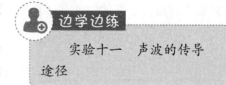

边学边练

实验十一 声波的传导途径

课堂讨论

李某,女,36岁,右耳疼痛伴听力下降一周来院就诊,半个月前有感冒病史。查体,右耳道有脓性分泌物,鼓膜穿孔,临床诊断为中耳炎。

请讨论:
1. 气传导和骨传导有何不同?
2. 临床上如何鉴别传音性耳聋和感音性耳聋?

二、内耳耳蜗的感音功能

1. 耳蜗的基本结构 耳蜗是一个形似蜗牛壳的骨管,内被前庭膜和基底膜分隔为三个腔,分别称为前庭阶、蜗管和鼓阶(图9-8),三个管腔中充满淋巴液。前庭阶与鼓阶内为外淋巴,在耳蜗顶部有蜗孔相通,前庭阶底端有卵圆窗,鼓阶底端有蜗窗,各有膜与中耳鼓室相接;蜗管是一个充满内淋巴的盲管。基底膜上有声音感受器——螺旋器(也称柯蒂器),螺旋器由内、外毛细胞和支持细胞等组成。毛细胞表面有纤毛,称为听毛。听毛上方为盖膜,盖膜悬浮于内淋巴中。毛细胞的底部有丰富的听神经末梢。

2. 耳蜗的感音换能作用 声波从卵圆窗或蜗窗传入内耳,通过外、内淋巴的振动引起基底膜的振动,使毛细胞与盖膜之间发生相切运动,毛细胞听毛随之弯曲变形而兴奋,将声波振动的机械能转变为微音器电位。当微音器电位经总和达到阈电位时,激发与其相连的蜗神经产生动作电位,传入大脑颞叶,引起听觉。

3. 耳蜗对声音的初步分析 正常人感受声波的频率范围是 20~20000Hz。高频声波推动耳蜗底部基底膜振动;中频声波在基底膜中段振幅最大;低频声波在基底膜蜗顶处振幅最大。当最大振幅部位的毛细胞受到相应频率的声波最大刺激,兴奋后产生动作电位,经相应的听神经纤维传入大脑皮质听觉中枢的不同部位,就可产生不同音调的感觉。

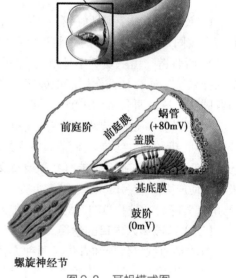

图9-8 耳蜗模式图
上图:外形;下图:横切面

临床应用

老年性耳聋

是指随着年龄的增长,听觉器官逐渐老化而引起的双耳听力进行性减退。老化因素是导致老年性耳聋的主要原因;老年性疾病如高血压、糖尿病等可促使听觉感受器或听神经系统受损,加速老年性耳聋。60 岁以上出现不明原因的双侧对称性听力下降,以高频听力下降为主,常出现"打岔"现象、"重听现象"部分伴有耳鸣。可做听力检查,通过听力图来了解患者的听力损伤情况。老年性耳聋影响了老年人与他人的沟通与交流,需要认真做好预防和护理,早发现、早诊断、早治疗,适时进行听觉语言训练,佩戴适宜的助听器。

三、内耳前庭器官的位置觉功能

内耳的前庭器官由前庭和半规管组成,是运动觉和头部位置觉的感受器,在保持身体平衡中起重要的作用。

(一)前庭的功能

前庭内有椭圆囊、球囊,其内各有一囊斑,囊斑上有感受性毛细胞,其纤毛埋植在耳石膜内,毛细胞的基底部有前庭神经分布。

囊斑是头部位置及直线变速运动的感受器。当人体头部位置改变或作直线变速运动时,由于惯性及重力作用,耳石膜与毛细胞的相对位置会发生改变,使纤毛发生弯曲,刺激毛细胞兴奋,其神经冲动经前庭神经传入中枢,产生头部空间位置或直线变速运动感觉,同时引起姿势反射,以维持身体平衡。

(二)半规管的功能

人体两侧内耳各有三条相互垂直的半规管,分别代表空间的三个平面。每条半规管一端都有膨大的壶腹,内有壶腹嵴,其中含有感受性毛细胞,其顶部的纤毛埋植在一种胶质性的圆顶形终帽之中,毛细胞的底部与前庭神经末梢相连。

壶腹嵴是旋转变速运动的感受器。当身体或头部作旋转变速运动时,由于惯性作用,相应的半规管内的淋巴液超前或滞后于半规管的运动,刺激毛细胞兴奋,其神经冲动经前庭神经传入中枢,可引起眼震颤和姿势反射,以维持身体平衡。同时冲动上传大脑皮层,产生旋转感觉。

(三)前庭反应

前庭器官的传入冲动除引起一定的位置觉和运动觉外,还可引起各种姿势调节反射、自主性神经反应和眼震颤,这些现象统称为前庭反应。例如,乘电梯突然上升时,肢体伸肌抑制而发生下肢屈曲;电梯突然下降时,伸肌紧张使下肢伸直。这些属于前庭器官的姿势反射,其意义在于维持机体一定的姿势和保持身体平衡。若对前庭器官的刺激过强或刺激时间较长,导致恶心、呕吐、眩晕和皮肤苍白等症状,称为前庭自主神经反应。前庭感受器过度敏感的人,一般的前庭刺激也会引起前庭自主神经反应,易发生晕车、晕船等现象。前庭反应中最特殊的是躯体旋转运动时引起的眼球运动,称为眼震颤。眼震颤主要由半规管受刺激引起,临床上进行眼震颤试验可以判断前庭功能是否正常。

(陈 瑜)

自测题

1. 视觉器官中可调节眼折光力的是
   A. 瞳孔　　　　　B. 角膜　　　　　C. 房水　　　　　D. 晶状体　　　　E. 玻璃体

2. 瞳孔对光反射的中枢位于
   A. 脑桥　　　　　B. 脊髓　　　　　C. 下丘脑　　　　D. 中脑　　　　　E. 延髓

3. 正常人看多少米以外的物体不需要调节
   A. 2 米　　　　　B. 3 米　　　　　C. 4 米　　　　　D. 5 米　　　　　E. 6 米

4. 下列关于眼视近物的叙述,正确的是
   A. 晶状体变凸、瞳孔放大、两眼球会聚
   B. 晶状体变凸、瞳孔缩小、两眼球会聚
   C. 晶状体变凹、瞳孔放大、两眼球会聚
   D. 晶状体变凹、瞳孔缩小、两眼球会聚
   E. 不需调节

5. 用强光照射一只眼时,瞳孔会出现下列哪种变化
   A. 被照射眼的瞳孔缩小,另一只眼的瞳孔不变
   B. 被照射眼的瞳孔缩小,另一只眼的瞳孔放大
   C. 被照射眼的瞳孔放大,另一只眼的瞳孔不变
   D. 两只眼的瞳孔都放大
   E. 两只眼的瞳孔都缩小

6. 视黄醛是由下列哪种物质转变而来
   A. 维生素 A　　　　　　　　B. 维生素 B　　　　　　　　C. 维生素 C
   D. 维生素 D　　　　　　　　E. 维生素 K

7. 正常人视野,由小到大的顺序是
   A. 红、绿、蓝、白　　　　　　B. 绿、蓝、白、红　　　　　　C. 蓝、白、红、绿
   D. 绿、红、蓝、白　　　　　　E. 白、蓝、红、绿

8. 明适应出现的耀眼的光感主要与下列哪项有关
   A. 与视紫红质合成增多有关　　　　　B. 与视紫红质合成减少有关
   C. 视紫红质浓度不变　　　　　　　　D. 视紫红质大量快速分解
   E. 视紫红质浓度无关

9. 维生素 A 长期缺乏会引起
   A. 色盲　　　　　B. 色弱　　　　　C. 夜盲症　　　　D. 近视　　　　　E. 远视

10. 在暗适应过程中暗视觉功能逐渐恢复
    A. 与视紫红质合成增多有关　　　　　B. 与视紫红质合成无关
    C. 视紫红质浓度不变　　　　　　　　D. 视紫红质减少
    E. 视紫红质浓度降低

11. 下列关于正常人眼调节的叙述,正确的是
    A. 眼的调节主要靠双眼球会聚来实现
    B. 视远物时需要调节才能清晰成像在视网膜上

C. 视近物时需要调节才能清晰成像在视网膜上

D. 近点距离越近,眼的调节力越差

E. 晶状体变凸使物像后移而成像于视网膜上

12. 视杆细胞的特点

A. 对光感度低,有色觉,分辨力弱   B. 对光感度高,有色觉,分辨力高

C. 对光感度低,无色觉,分辨力弱   D. 对光感度低,无色觉,分辨力高

E. 对光感度高,无色觉,分辨力弱

13. 老视产生的原因是

A. 角膜各方向曲度变大   B. 玻璃体变形使折光力减弱

C. 晶状体弹性减退   D. 眼球变形使前后径变短

E. 晶状体混浊

14. 正常声波传入内耳的主要途径为

A. 外耳道→鼓膜→蜗窗→内耳

B. 外耳道→鼓膜→听小骨→蜗窗→内耳

C. 外耳道→鼓膜→听小骨→卵圆窗→内耳

D. 外耳道→鼓膜→鼓室空气→蜗窗→内耳

E. 颅骨→内耳

15. 鼓膜穿孔或听骨链破坏可引起

A. 全聋   B. 感音功能部分降低   C. 感音功能增强

D. 骨导功能降低   E. 气导功能降低

16. 正常人耳能听到的声波频率范围是

A. 20~200Hz   B. 20~2000Hz   C. 20~20000Hz

D. 200~20000Hz   E. 200~2000Hz

17. 乘飞机上升或下降时,做吞咽动作的生理意义是

A. 调节外耳与内耳之间的压力平衡   B. 调节中耳与内耳之间的压力平衡

C. 调节基底膜两侧的压力平衡   D. 调节前庭膜两侧的压力平衡

E. 调节鼓室与大气之间的压力平衡

18. 声音感受器所在的部位是

A. 前庭阶   B. 鼓阶   C. 基底膜

D. 前庭膜   E. 蜗管

19. 壶腹嵴的适宜刺激是

A. 直线匀速运动   B. 直线变速运动   C. 旋转匀速运动

D. 旋转变速运动   E. 角匀速运动

20. 囊斑的适宜刺激是

A. 直线匀速运动   B. 直线变速运动   C. 旋转匀速运动

D. 旋转变速运动   E. 角匀速运动

第十章 神经系统

学习目标

1. 掌握特异投射系统和非特异投射系统的概念和功能;牵涉痛的概念及不同内脏器官牵涉痛的部位;脊髓对躯体运动调节;自主神经的主要功能,自主神经系统的递质及其受体。
2. 熟悉突触的概念、分类及传递过程;小脑的功能;脊休克。
3. 了解突触的基本结构;脊髓的感觉功能;大脑皮质的感觉分析功能;脑干对躯体运动的调节;大脑皮质对躯体运动的调节;自主神经系统的特征。
4. 通过实践链接,学会临床常用腱反射检查方法。

 情景导入及思考

情景导入:

李某以急性脊髓炎入院,护士小王负责她的护理工作,李某入院时,有下肢麻木、无力和感觉消失,同时,伴尿潴留和大便无法排泄现象。经护士小王耐心、细致和周到的护理,李某病情日益好转,较快地康复出院,并对护士小王护理工作给予了较高的评价。

请思考:
1. 想一想病人为什么会出现感觉消失现象?
2. 李某有尿潴留和无法排便又是什么原因引起的?

人体的功能调节系统包括神经系统和内分泌系统。神经系统是体内最重要的调节系统。它不仅可以直接或间接调节体内各器官、各系统的功能活动,并使机体内各器官、各系统之间协调成为统一整体;通过上述调节使机体适应复杂多变的外界环境,维持正常的生命活动。神经系统通常可分为中枢神经系统和周围神经系统两大部分,前者包括脑和脊髓,后者包括脑神经和脊神经。

第一节 反射活动的一般规律

一、神经元和神经纤维

神经系统的基本结构和功能单位是神经元即神经细胞。神经元可分为胞体和突起两部分(图 10-1)。胞体是神经细胞代谢和营养的中心;突起分为树突和轴突。一般树突较短,有多个;轴突较长,通常只有一个。神经元在功能上,胞体和树突通常接受和整合信息;而轴突通常是传导信息。轴突离开胞体后外包髓鞘或神经膜称为神经纤维。神经纤维的主要功能是传导兴奋,在神经纤维上传导的动作电位称为神经冲动。神经纤维传导兴奋具有以下特征:

1. 生理完整性 兴奋在神经纤维上传导,要求其结构和功能必须保持完整。如果神经纤维受损伤或局部应用麻醉药,均可使兴奋传导受阻。

2. 绝缘性 一条神经干由多条神经纤维组成,但每根神经纤维传导兴奋时互不干扰,表现为神经纤维传导的绝缘性。

3. 双向传导 实验中,神经纤维上任何一点受到刺激产生兴奋时,产生的动作电位可同时向两端传导,称为双向传导。

4. 相对不疲劳性 实验中,神经纤维可连续接受数小时甚至十几小时的电刺激,始终保持着传导兴奋的能力,表现为相对不疲劳性。

二、神经元间的信息传递

(一)突触的结构和分类

1. 突触结构 突触是指神经元之间发生接触

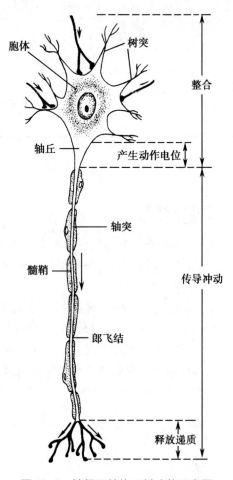

图 10-1 神经元结构及其功能示意图

并传递信息的部位。经典的突触由突触前膜、突触后膜和突触间隙三部分组成(图 10-2)。突触前神经元轴突末梢分支末端膨大,形成突触小体。突触小体内有大量突触囊泡,其中贮存着高浓度的神经递质。突触小体面对突触后神经元的膜,称为突触前膜。突触后神经元面对突触小体的细胞膜称为突触后膜,膜上有能与相应递质结合的受体。突触前膜和突触

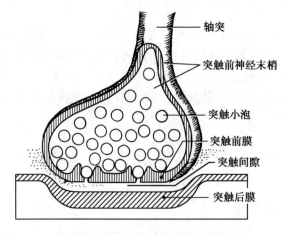

图 10-2 经典化学性突触结构示意图

后膜之间的间隙称为突触间隙。

2. 突触分类 根据神经元相互接触的部位,可把突触分为轴突-胞体型、轴突-树突型和轴突-轴突型 3 种类型(图 10-3);根据突触传递产生的效应不同,可把突触分为兴奋性突触和抑制性突触;根据信息传递的性质不同,可把突触分为化学性突触和电突触。

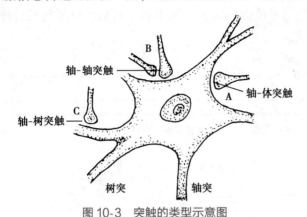

图 10-3 突触的类型示意图

A:轴-体突触;B:轴-轴突触;C:轴-树突触

(二)突触传递的过程

突触传递是指突触前神经元的活动经突触引起突触后神经元活动发生改变的过程。当神经冲动传至突触前神经元轴突末梢时,突触前膜去极化使其电压门控 Ca^{2+} 通道开放,Ca^{2+} 内流入突触小体,促使突触囊泡与前膜融合,囊泡膜破裂并释放递质到突触间隙,递质经突触间隙扩散并与突触后膜受体结合,引起后膜某些离子通道开放,使突触后膜产生去极化或超极化,这种突触后膜的电位变化称为突触后电位。突触后电位又分为兴奋性突触后电位(后膜去极化)和抑制性突触后电位(后膜超极化)。

1. 兴奋性突触后电位 突触前膜释放兴奋性递质,引起突触后膜产生去极化电位变化,称为兴奋性突触后电位。其产生机制为:突触前膜释放兴奋性递质,经突触间隙扩散与突触后膜受体结合,主要提高突触后膜对 Na^+ 通透性,Na^+ 内流使突触后膜出现局部去极化电位变化,即产生兴奋性突触后电位(图 10-4)。当这种局部电位变化经总和达到阈电位水

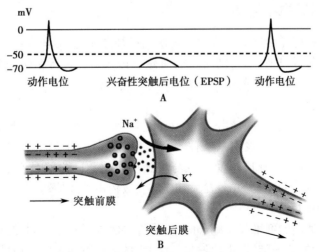

图 10-4 兴奋性突触后电位产生机制示意图

A. 电位变化;B. 突触传递

平时,便可激发突触后神经元产生动作电位,即产生兴奋效应。

2. 抑制性突触后电位 突触前膜释放抑制性递质,引起突触后膜产生超极化电位变化,称为抑制性突触后电位。其产生机制为:突触前膜释放抑制性递质经突触间隙扩散与突触后膜受体结合,主要提高突触后膜对 Cl⁻ 通透性,Cl⁻ 内流使突触后膜出现超极化电位变化,即产生抑制性突触后电位(图 10-5)。抑制性突触后电位使突触后神经元不易产生动作电位,表现为抑制效应。

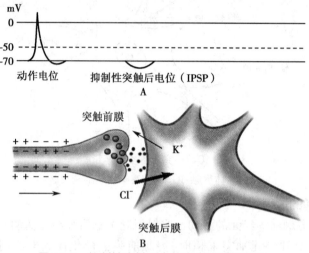

图 10-5 抑制性突触后电位产生机制示意图
A. 电位变化;B. 突触传递

第二节 神经系统的感觉功能

感觉是客观事物在人脑的主观反应。感觉的产生是体内外的各种刺激首先作用于不同的感受器或感觉器官,经过换能后沿特定的神经通路传至大脑皮质的特定的区域进行分析、整合处理,产生相应的感觉。

一、丘脑及其感觉投射系统

除嗅觉外的各种感觉传导通路都要在丘脑内换神经元,然后向大脑皮质投射。因此,丘脑是最重要的感觉传导总换元站,同时也能对感觉传入信息进行粗略的分析与综合。丘脑向大脑皮质的投射分为特异投射系统和非特异投射系统两种。

(一)特异投射系统

除嗅觉外,各种感觉传入冲动由脊髓、脑干上行,到丘脑换元后,沿特异的传入通路投射到大脑皮质的特定区域,这一投射系统称为特异投射系统(图 10-6)。其特点是:每种感觉的投射路径都是专一的,其外周感受区域与大脑皮质感觉区之间具有点对点的投射关系。其生理功能是引起特定的感觉,并激发大脑皮质发放传出神经冲动。

(二)非特异投射系统

各种感觉传导通路的纤维经过脑干时,发出许多侧支,与脑干网状结构的神经元发生突触联系,经多次换元抵达丘脑,再由此发出纤维,弥散地投射到大脑皮质的广泛区域,这一投射系统称为非特异投射系统(图 10-6)。其特点是:外周感受区域与大脑皮质感觉区之间不再具有点对点的投射关系,失去了原有的专一投射路径,成为不同感觉的共同上传途径。其生理功能是维持和改变大脑皮质的兴奋性,使机体保持觉醒状态。

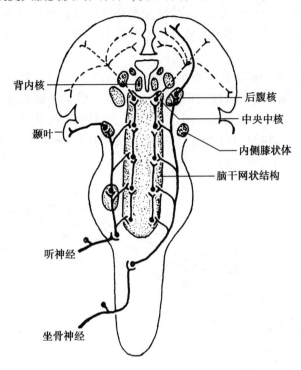

图 10-6 感觉投射系统示意图
实线代表特异投射系统,虚线代表非特异投射系统

在实验中发现,脑干网状结构内还存在具有上行唤醒作用的功能系统,如用电流刺激此处,可唤醒动物,若此处受损,可导致动物昏睡不醒,这一系统称为脑干网状结构上行激动系统。目前已知,这种上行激动作用主要是通过丘脑非特异投射系统实现的。由于上行激动系统是多突触结构,故易受药物影响而发生传导阻滞。巴比妥类药物的镇静、催眠作用,可能就是因为阻断了上行激动系统的传导作用而产生的。特异投射系统与非特异投射系统的区别见表10-1。

表 10-1 特异投射系统与非特异投射系统的区别

项目	特异投射系统	非特异投射系统
传入神经元接替	经较少神经元接替	经多个神经元接替
传导途径	专一性	无专一性
投射关系	点对点的投射	弥散性投射
投射区域	大脑皮质的特定感觉区	大脑皮质的广泛区域
主要功能	引起特定感觉,并激发大脑皮质发放传出神经冲动	维持与改变大脑皮质的兴奋状态,保持机体的觉醒

二、大脑皮质的感觉分析功能

各种感觉传入冲动到达大脑皮质,通过精细的分析综合而产生相应的感觉。因此,大脑皮质是产生感觉的最高级中枢,不同性质的感觉投射到大脑皮质的不同区域。

(一)体表感觉区

全身体表感觉的主要投射区位于中央后回,称为第一体感区。其感觉投射规律有:①左右交叉投射,即躯体一侧感觉传入冲动向对侧皮质投射,但头面部的感觉投射是双侧性的;②空间排列倒置,即下肢代表区在顶部,上肢代表区在中间部,头面部代表区在底部,但头面部内部的安排是正立的;③投射区的大小与感觉灵敏度有关,感觉灵敏度高的如拇指、示指、口唇的皮质代表区较大(图10-7)。

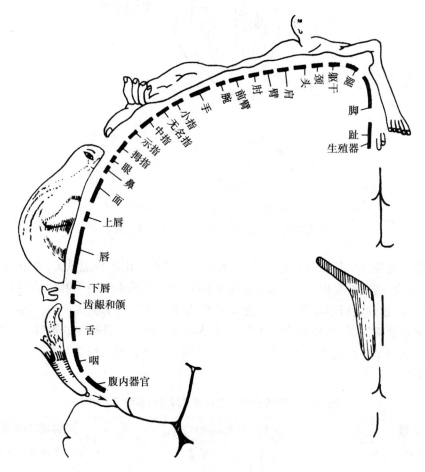

图 10-7　大脑皮质感觉区示意图

(二)内脏感觉区和本体感觉区

本体感觉(指肌肉、关节等的运动觉)的投射区主要位于中央前回。此外,在中央前回和岛叶之间还存在第二体感区,其感觉投射为双侧性,而且是正立的,定位也差,与内脏感觉和痛觉有关。

(三)视觉区和听觉区

视觉投射区位于枕叶距状沟的上、下缘;听觉投射区位于双侧皮质颞叶的颞横回与颞上回。

（四）嗅觉区和味觉区

嗅觉投射到边缘叶的前底部；味觉投射到中央后回头面部感觉区的下部。

三、痛觉

痛觉是机体受到伤害性刺激时所产生的一种不愉快的感觉，也是一种复杂的生理心理现象，通常伴有情绪变化和防御反应。也作为机体受损害时的报警信号，具有一定的保护性作用。疼痛常是许多疾病的一种症状，剧烈的疼痛还可引起休克，故认识疼痛的产生及其规律具有重要意义。

（一）痛觉感受器及其刺激

痛觉感受器是广泛存在于各器官组织中的游离神经末梢。当各种刺激达到一定强度造成组织细胞损伤时，就会释放 K^+、H^+、组胺、5-羟色胺、缓激肽等致痛性化学物质，这些物质可使游离神经末梢去极化，产生神经冲动传入中枢而引起痛觉。

（二）皮肤痛觉

当伤害性刺激作用于皮肤时，首先出现快痛，快痛是受到刺激时立即出现的尖锐的"刺痛"，特点是产生和消失迅速，感觉清楚，定位明确。随后出现慢痛，为一种烧灼痛，特点是定位不明确，持续时间较长，感觉强烈常常难以忍受，并伴有情绪反应及心血管和呼吸等方面的变化。

（三）内脏痛与牵涉痛

1. 内脏痛　内脏痛是内脏器官受到伤害性刺激时产生的疼痛感觉。与皮肤痛相比，内脏痛有以下三个特点：①疼痛缓慢、持续时间长、定位不准确，对刺激的分辨能力差；②对切割、烧灼等刺激不敏感，而对机械性牵拉、痉挛、炎症、缺血等刺激敏感；③有明显的情绪反应，常伴有牵涉痛。

2. 牵涉痛　牵涉痛是指某些内脏疾病往往引起体表一定部位发生疼痛或痛觉过敏的现象。如阑尾炎早期出现脐周或上腹疼痛；心肌缺血时可引起心前区、左肩和左上臂尺侧疼痛；胆囊炎、胆石症时涉及右肩部疼痛等（表10-2）。在临床上，正确认识牵涉痛对某些内脏疾病的诊断具有一定价值。

表10-2　常见内脏疾病牵涉痛的部位

患病内脏器官	体表疼痛部位
心脏	心前区、左肩、左臂尺侧
胃、胰	左上腹、肩胛间
肝、胆	右上腹、右肩部
肾、输尿管	腰部、腹股沟
小肠、阑尾	上腹部或脐周围

（四）痛觉心理

疼痛是临床上最常见的症状之一，病人往往是因为感觉到身体有明显的疼痛而就医。疼痛不仅是生理反应，也是心理反应。疼痛常产生心率增快、血压升高、呼吸急促等生理变化，剧烈疼痛可使心脏的活动减弱、血压下降，甚至引起休克。同时，疼痛还常伴随焦虑、烦躁、惊恐等心理反应。疼痛的主观体验及所伴随的各种反应,常因机体当时的功能状态、心理情境和所处的环境不同而有很大差别。如在战场上战士负伤当时往往不觉明显疼痛,而同样程度的创伤在平时就会疼痛难忍。临床证明,给某些疼痛患者使用安慰剂(如用生理盐水代替止痛剂),可使疼痛暂时缓解,说明心理活动对疼痛有很大影响。

第三节　神经系统对躯体运动的调节

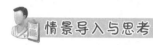
情景导入与思考

情景导入:

　　小华,5岁,由于摔伤而引起脊髓损伤入院治疗。护士小刘负责小华的护理工作。由于小华下肢活动与感觉障碍,目前,每天护士小刘不辞辛苦地帮助病人做理疗和按摩治疗,促进病人下肢的感觉和运动恢复,争取早日康复,还她快乐的童年。

请思考:

1. 想一想为什么小华会出现下肢活动与感觉障碍?
2. 说一说脊髓休克的临床表现。

　　人和动物的躯体运动是在神经系统的控制下,通过骨骼肌的收缩和舒张活动完成的。神经系统对躯体运动的调节,都是复杂的反射活动,由大脑皮质、皮质下核团、小脑、脑干下行系统及脊髓共同协调完成的,骨骼肌一旦失去神经的支配就会麻痹或瘫痪。

一、脊髓对躯体运动的调节

(一)神经-肌接头处兴奋的传递

　　脊髓是完成躯体运动最基本的反射中枢。在脊髓前角中,存在有 α 和 γ 两类支配骨骼肌的运动神经元。α 运动神经元支配梭外肌纤维,其胞体较大,纤维较粗,轴突末梢分出许多分支,每一分支支配一根骨骼肌纤维,兴奋时引起所支配的梭外肌收缩。由一个 α 运动神经元及其所支配的全部肌纤维构成一个功能单位,称为运动单位。γ 运动神经元的胞体较 α 运动神经元小,轴突较细,支配梭内肌纤维,可调节肌梭感受装置的敏感性。脊髓对躯体运动的调节是以牵张反射方式实现的。

　　1. 神经-肌接头　脊髓发出运动神经纤维其末梢与骨骼肌细胞之间形成神经-肌接头,其结构与突触很相似,由接头前膜、接头间隙和接头后膜组成(图 10-8)。运动神经纤维的轴突末梢在接近骨骼肌细胞时,失去髓鞘,嵌入它所支配的肌细胞膜。贴近肌细胞膜的轴突末梢膜为接头前膜,而与接头前膜相对的肌细胞膜为接头后膜(终板膜),接头前膜与终板膜的间隙称为接头间隙。在神经轴突末梢的轴浆中有大量囊泡,囊泡内含有乙酰胆碱。终板膜上有乙酰胆碱受体(N_2 受体),能与乙酰胆碱特异性结合;终板膜上还有大量能水解乙酰胆碱的胆碱酯酶,可使乙酰胆碱发挥作用后被及时水解失效。

　　2. 神经-肌接头兴奋传递过程　当运动神经兴奋传至接头前膜时,使其产生去极化,引起 Ca^{2+} 通道开放,进入接头前膜,使囊泡与接头前膜融合、破裂、释放乙酰胆碱,经接头间隙

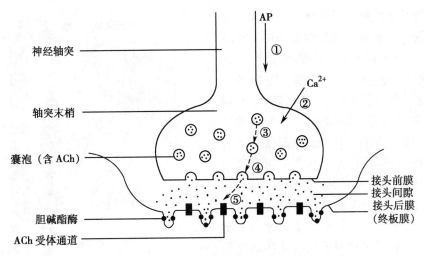

图 10-8　神经-肌肉接头的结构与化学传递过程示意图

扩散至终板膜,与终板膜上的 N_2 受体相结合,引起后膜对 Na^+ 通透性增高,Na^+ 内流产生去极化,形成终板电位,当总和达到阈电位时引起肌细胞膜产生动作电位,引起肌细胞兴奋。从而完成运动神经兴奋引起所支配肌肉产生的收缩。神经-肌接头处每次兴奋所释放乙酰胆碱的量都足以引起肌细胞兴奋与收缩,由于终板膜上的胆碱酯酶能及时将乙酰胆碱水解失活,所以一次神经兴奋只引起一次肌肉收缩。

 临床应用

神经-肌接头兴奋传递与临床实践

1. 筒箭毒碱能与乙酰胆碱竞争终板膜胆碱能受体,阻断神经-肌接头兴奋传递。故筒箭毒作为肌肉松弛剂,在外科手术中应用较多。

2. 重症肌无力患者神经-肌接头处突触后膜上的胆碱能受体(Ach)数目减少,受体部位存在抗胆碱能受体的抗体,且突触后膜上有 IgG 和 C_3 复合物的沉积,使得肌肉难以兴奋,出现肌肉收缩无力甚至瘫痪。

3. 有机磷中毒可使胆碱酯酶失活,乙酰胆碱不能及时被水解,在接头间隙堆积,并持续作用于终板膜,使肌肉持续兴奋、收缩。所以,有机磷中毒病人可出现肌肉痉挛等一系列中毒症状。解磷定可恢复胆碱酯酶活性,是有机磷中毒的特效解毒药。

(二)牵张反射

1. 牵张反射的概念及其反射过程

(1)概念:骨骼肌受到外力牵拉而伸长时,可反射性地引起受牵拉的肌肉收缩,称为牵张反射。

(2)反射过程:牵张反射的感受器是存在于肌肉中的肌梭(图 10-9),传入神经是该感受器的传入神经纤维,初级中枢是脊髓的 α 运动神经元胞体,传出神经是该神经元的轴突,即运动神经纤维,效应器是梭外肌。因此,牵张反射反射弧的显著特点是感受器和效应器在同一块肌肉中。

2. 牵张反射的分类　牵张反射分为肌紧张和腱反射两种类型。

(1)肌紧张:肌紧张是指缓慢而持续地牵拉肌腱时所引起的牵张反射,表现为被牵拉的肌肉轻度而持续地收缩。肌紧张是维持躯体姿势最基本的反射活动。其反射弧中的任何部分被破坏，均可出现肌张力的减弱或消失，表现为肌肉松弛，使躯体的正常姿势无法维持。

（2）腱反射：腱反射是指快速牵拉肌腱时发生的牵张反射，表现为被牵拉肌肉快速而明显的缩短。例如，当叩击膝部髌骨下方的股四头肌肌腱时，可使股四头肌因受牵拉而发生快速的反射性收缩，这称为膝反射。当叩击跟腱时，可引起腓肠肌快速的反射性收缩，称为跟腱反射。临床上常通过检查腱反射的方法，来了解神经系统的某些功能状态。如果腱反射减弱或消失，说明该反射弧的神经或脊髓中枢某部分有损伤；当腱反射亢进时，表明高位中枢可能有病变，这是由于牵张反射受高级中枢的调节。

临床上常用的腱反射见表10-3。

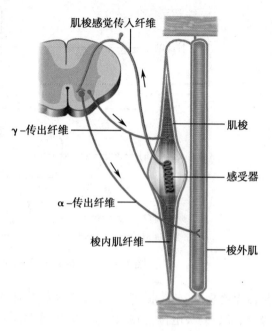

图 10-9　牵张反射示意图

（图中标注：肌梭感觉传入纤维、γ-传出纤维、α-传出纤维、梭内肌纤维、肌梭、感受器、梭外肌）

表 10-3　临床常检查的腱反射

反射名称	检查方法	传入神经	中枢部分	传出神经	效应器	反应表现
肱二头肌腱反射	叩击肱二头肌肌腱	肌皮神经	颈髓5、6节	肌皮神经	肱二头肌	肘关节屈曲
肱三头肌腱反射	叩击肱三头肌肌腱	桡神经	颈髓6、7节	桡神经	肱三头肌	肘关节伸展
膝反射	叩击膝下股四头肌肌腱	股神经	腰髓2～4节	股神经	股四头肌	膝关节伸展
跟腱反射	叩击跟腱	胫神经	骶髓1、2节	胫神经	腓肠经肌	踝关节跖屈

（三）脊休克

当脊髓与高位脑中枢突然离断后，断面以下的脊髓会暂时丧失反射活动能力而进入无反应的状态，这种现象称为脊休克。脊休克的主要表现为：躯体运动和内脏反射消失、骨骼肌紧张性下降、外周血管扩张、发汗反射消失、尿粪潴留等。脊休克是暂时现象，其持续时间长短与动物进化水平和个体发育有关，如低等动物（蛙）仅持续数分钟，犬持续数日，人类则需数周至数月。脊休克的发生是由于离断的脊髓突然失去高位中枢的调控，特别是失去了高位中枢对脊髓的易化作用，使脊髓的兴奋性极度降低，而呈现无反应的休克状态。

二、脑干对躯体运动的调节

脑干对肌紧张的调节，主要是通过脑干网状结构易化区和抑制区的活动实现的。

（一）脑干网状结构易化区

脑干网状结构易化区范围较大，主要分布于脑干中央区域，包括延髓网状结构的背外侧部分、脑桥的被盖、中脑的中央灰质及被盖以及下丘脑和丘脑中线核群等部位（图10-10）。脑干网状结构易化区的主要作用是加强肌紧张和肌肉运动。易化区的活动既有自发的，又受高位中枢的影响。

（二）脑干网状结构抑制区

脑干网状结构抑制区较小，位于延髓网状结构的腹内侧部（图10-10），作用是抑制肌紧张及肌运动。此外，高位中枢（大脑皮质运动区、纹状体、小脑前叶蚓部等处）也有抑制肌紧张的作用，这种作用可能是通过加强脑干网状结构抑制区的活动实现的。

（三）去大脑僵直

正常情况下，易化区的活动较强，能自主兴奋；抑制区的活动较弱，且不能自主发放冲动，因此在肌紧张的平衡调节中，易化区的活动略占优势，从而维持正常的肌紧张。在动物实验中发现，如果在中脑上、下丘之间切断脑干，动物会出现四肢伸直、头尾昂起、脊柱挺硬等伸肌过度紧张的现象，称为去大脑僵直（图10-11）。它的发生是因为切断了大脑皮质和纹状体等部位与脑干网状结构的功能联系，造成抑制区和易化区之间活动失衡，易化区活动明显占优势，使伸肌紧张性亢进，导致僵直现象。当人类患某些脑部疾病（如脑干损伤）时，也会出现类似去大脑僵直的现象。

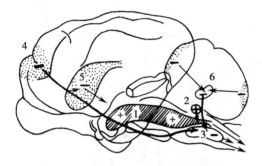

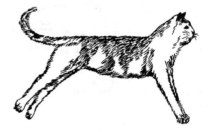

图 10-10　猫脑干网状结构下行易化和
抑制系统示意图

+表示易化区；–表示抑制区

1. 网状结构易化区；2. 延髓前庭核；
3. 网状结构抑制区；4. 大脑皮质；
5. 尾状核；6. 小脑

图 10-11　去大脑僵直

三、小脑对躯体运动的调节

根据与小脑联系的纤维情况不同，可将小脑划分成三个主要的功能部分，即前庭小脑、脊髓小脑和皮质小脑，它们对躯体运动的调节作用各有其特点。

1. 维持身体平衡　前庭小脑又称古小脑，主要指绒球小结叶，其主要功能是维持身体的平衡。如果此区受损；例如，临床上观察到，第四脑室附近患肿瘤而压迫小脑的病人，则会出现平衡失调、步态困难。表现为站立不稳，头和躯干摇晃不定，步态蹒跚，没有支撑不能行走等症状。

2. 调节肌紧张　脊髓小脑又称旧小脑，由小脑前叶和后叶的中间带构成，其主要功能是调节肌紧张。对肌紧张具有易化和抑制双重作用，在进化过程中，小脑对肌紧张的抑制作用逐渐减弱，而易化作用则逐渐增强。因此，人类小脑损伤后，主要表现为肌紧张降低、肌无力等症状。

3. 协调随意运动　皮质小脑又称新小脑，主要是指小脑半球的外侧部，其主要功能是协调随意运动。这部分小脑与大脑皮质运动区、联络区、基底神经节之间存在着联合活动，并共同参与运动计划的形成和运动程序的编制过程。通过皮质小脑的作用,使大脑皮质发动的随意运动快速、协调、精巧。小脑半球损伤的患者不能完成演奏钢琴、打字等相关的精巧活动并出现随意运动的不协调现象。

四、大脑皮质对躯体运动的调节

大脑皮质是调节躯体运动的最高级中枢。在人类,如果大脑皮质运动区损伤,随意运动将出现严重障碍,并出现肢体肌肉麻痹。

(一)大脑皮质的运动区

人类的大脑皮质运动区主要在中央前回。中央前回运动区对躯体运动的调控具有以下特点:①交叉性支配,即一侧皮质运动区支配对侧躯体的骨骼肌,但头面部肌肉的支配多数是双侧性的;②功能定位精细,呈倒置安排,但头面部运动区的安排仍是正立的;③运动代表区的大小与运动的精细程度有关,运动越精细、越复杂的部位,在皮质运动区所占的范围越大(图10-12)。

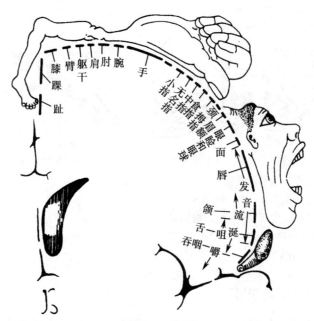

图10-12 大脑皮质运动区示意图

(二)运动传导通路

由大脑皮质下行的运动传导通路主要包括皮质脊髓束和皮质脑干束。由皮质发出,经内囊、脑干下行到达脊髓前角运动神经元的传导束,称为皮质脊髓束(图10-13);由皮质发出,经内囊到达脑干内各脑神经运动神经元的传导束,称为皮质脑干束(图10-14)。

人类随意运动的指令起源于大脑皮质,而皮质脊髓束和皮质脑干束是执行随意运动的主要下行通路。当运动传导通路损伤后,在临床上常出现柔软性麻痹(软瘫)和痉挛性麻痹(硬瘫)两种表现。两者都有随意运动的丧失,但前者伴有牵张反射减弱或消失,后者则伴有牵张反射亢进。

1. 肱二头肌肌腱反射(屈肘反射)受试者取坐位,使受试者的上肢于肘部稍屈曲,并使前臂稍内旋,检查者以左拇指置于受试者的肱二头肌肌腱,用叩诊锤叩击该拇指。正常反应为肱二头肌收缩,表现为前臂呈快速的屈曲运动。

2. 肱二头肌肌腱反射(伸肘反射)使受试者的上肢于肘部屈曲,检查者应托住其前臂及肘关节。用叩诊锤叩击尺骨鹰嘴上方1.5-2cm处。正常反应为肱三头肌收缩,表现为前臂伸展运动。

3. 膝反射 受试者取坐位,一只腿驾于另一只腿上,小腿自然下垂。检查者叩诊锤叩击其膝关节下方的股四头肌肌腱,反应为股四头肌收缩,表现为膝关节伸展(图10-15)。

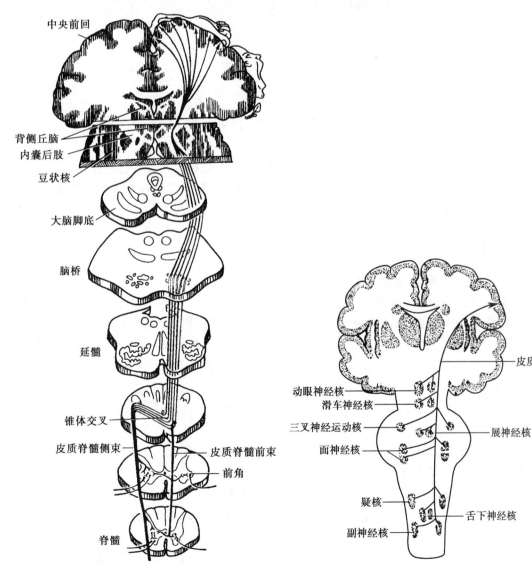

图 10-13 皮质脊髓束

图 10-14 皮质脑干束

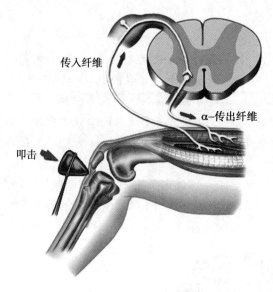

图 10-15　膝反射示意图

第四节　神经系统对内脏功能的调节

调节内脏功能的神经系统称为自主神经系统,也称内脏神经系统。自主神经系统分为交感神经系统和副交感神经系统,它们分布在内脏、心血管和腺体并调节这些器官的功能。整体情况下,自主神经也受中枢神经的控制。

一、自主神经系统的特征

(一)自主神经系统的结构特征

自主神经由节前神经元和节后神经元组成。节前神经元位于中枢内,发出的神经纤维称为节前纤维。其纤维在到达效应器之前进入外周神经节内换元,由节内神经元发出节后纤维支配效应器官。由于交感神经节位于椎旁节和锥前节内,远离效应器,因此节前纤维短,节后纤维长;副交感神经节则离效应器较近或就在效应器壁内,因此节前纤维长,节后纤维短。

交感神经起源于脊髓的胸腰段($T_1 \sim L_3$)灰质侧角的中间外侧柱,兴奋时产生的效应较广泛。副交感神经的起源比较分散,一部分起自脑干的脑神经副交感核,另一部分起自骶段脊髓($S_2 \sim S_4$)灰质相当于侧角的部位,兴奋时产生的效应相对局限(图 10-16)。

(二)自主神经系统的功能特征

1. 双重神经支配　人体多数内脏器官接受交感和副交感神经双重支配,二者的作用往往是相互拮抗的。但有时二者的作用也是一致的,如二者神经均可促进唾液腺的分泌。

2. 紧张性作用　自主神经持续发放一定频率神经冲动,使效应器经常维持一定的活动状态,称为紧张性作用。通过动物实验发现,切断心交感神经,交感紧张性作用消失,兴奋心脏的传出冲动减少,心率减慢,这说明心交感神经有兴奋心脏的作用;反之,切断心迷走神

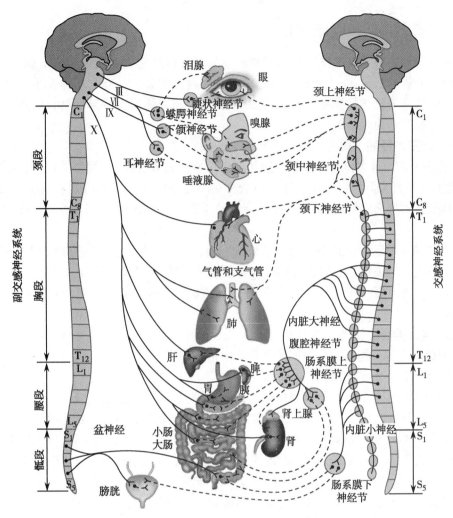

图 10-16　自主神经分布示意图

图中未显示支配血管、汗腺和竖毛肌的交感神经

——节前纤维;------节后纤维

经,心率加快,说明心迷走神经有抑制心脏的作用。

3. 受效应器所处功能状态的影响　自主神经的活动与效应器本身的功能状态有关。例如,刺激交感神经可引起未孕动物的子宫运动抑制,但对受孕子宫的运动却是加强的。

4. 对整体生理功能的意义　交感神经系统活动一般比较广泛,主要是使机体在环境急剧变化的情况下。可以动员体内多器官的潜在能力,促使机体适应环境变化。例如,在肌肉剧烈运动、窒息、失血或寒冷环境下,机体出现心率加快、皮肤和腹腔内脏血管收缩、体内血库排出量增多进入血液循环、红细胞计数增加、支气管扩张、肝糖原分解加速以及血糖升高、肾上腺分泌增加等现象。

副交感神经系统活动相对比较局限,其主要作用是保护机体、休整恢复、促进消化、储蓄能量、加强排泄和生殖系统活动等。例如,机体在安静情况下,表现为心脏活动减弱、瞳孔缩小、消化活动加强促进营养物质的吸收和能量补充等。

二、自主神经的递质与受体

自主神经对内脏器官的作用是通过神经末梢释放神经递质和受体系统实现的,其释放的递质属于外周神经递质,主要有乙酰胆碱和去甲肾上腺素。凡能与受体发生特异性结合并产生生物效应的化学物质称为受体的激动剂;而能与受体发生特异性结合但不产生生物效应的化学物质称为阻断剂。

(一)自主神经的递质

1. 乙酰胆碱　自主神经中全部交感和副交感神经的节前纤维、大多数副交感神经节后纤维(除少数释放肽类物质的纤维外)、少数交感节后纤维(指支配汗腺的交感节后纤维和支配骨骼肌血管的交感舒血管纤维)末梢释放的递质为乙酰胆碱,该部分神经纤维称为胆碱能纤维。

2. 去甲肾上腺素　大部分交感节后纤维(即除上述少数交感神经胆碱能节后纤维外)末梢释放的递质为去甲肾上腺素,该部分神经纤维称为肾上腺素能纤维。

除上述两类主要的外周神经递质外,在胃肠道的自主神经系统中已发现多种嘌呤类和肽类递质。

(二)自主神经的受体

1. 胆碱能受体　能与乙酰胆碱结合而产生特定的生物效应的受体称胆碱能受体,按其分布和效应的不同又可分为以下两种类型:

(1)毒蕈碱受体:是指能与毒蕈碱结合产生生理效应的胆碱受体,又称 M 受体,主要分布于副交感神经节后纤维和交感神经胆碱能节后纤维所支配的效应器细胞膜上。乙酰胆碱与 M 受体结合后产生一系列自主神经效应,表现为心脏活动抑制,支气管、胃肠道平滑肌收缩,逼尿肌、瞳孔括约肌收缩,消化腺、汗腺分泌,骨骼肌血管舒张等。这些作用称为毒蕈碱样作用,简称为 M 样作用。其作用可被 M 受体阻断剂阿托品阻断,因此,临床常用这类药物解除胃肠道平滑肌痉挛及有机磷农药中毒的解救;应用阿托品还可出现唾液分泌减少而觉口干,汗腺分泌抑制,心率加快等。

(2)烟碱受体:是指能与烟碱结合产生生理效应的胆碱受体,又称 N 受体。存在于自主神经节细胞膜上的烟碱受体为 N_1 受体。乙酰胆碱与 N_1 受体结合,使节后神经元兴奋。此外,烟碱受体还包括骨骼肌终板膜上的 N_2 受体,乙酰胆碱与 N_2 受体结合,可引起骨骼肌兴奋。六烃季胺是 N_1 受体的阻断剂,十烃季胺是 N_2 受体的阻断剂,筒箭毒是 N_2 和 N_1 受体的阻断剂。箭毒类药物可作为肌肉松驰剂。

2. 肾上腺素能受体　能与肾上腺素和去甲肾上腺素相结合的受体称肾上腺素能受体。肾上腺素受体分布在肾上腺素能纤维支配的效应器细胞膜上,分为 α 型肾上腺素能受体和 β 型肾上腺素能受体两种。

(1)α 型肾上腺素能受体(简称 α 受体):去甲肾上腺素与 α 受体结合后,以兴奋效应为主,如扩瞳肌收缩、大部分血管收缩、消化道括约肌收缩等,但也有例外,如小肠平滑肌却表现为抑制。酚妥拉明为 α 受体阻断剂。

(2)β 型肾上腺素能受体(简称 β 受体):β 受体又分为 $β_1$ 和 $β_2$ 两个亚型。去甲肾上腺素与 β 受体结合后,以抑制效应为主,如支气管平滑肌舒张、胃平滑肌舒张、膀胱逼尿肌舒张等,但也有例外,如心脏则兴奋,出现心脏活动加快、加强。普萘洛尔是 β 受体的阻断剂,对 $β_1$、$β_2$ 两种受体都有阻断作用;阿替洛尔能阻断 $β_1$ 受体,丁氧胺则主要阻断 $β_2$ 受体。

三、自主神经系统的功能

(一)自主神经的主要功能

自主神经所支配的器官非常广泛,包括循环、呼吸、消化、泌尿、内分泌等器官,此外对代谢及骨骼肌血管也有作用。自主神经的主要功能见表10-4。

表10-4 自主神经系统的主要功能

器官系统	交感神经	副交感神经
循环器官	心率加快,心肌收缩力增强腹腔内脏血管、皮肤血管以及分布于唾液腺与外生殖器官的血管均收缩;肌肉血管收缩(肾上腺素能)或舒张(胆碱能)	心率减慢,心肌收缩力减弱部分血管(如软脑膜动脉与分布于外生殖器的血管等)舒张
呼吸器官	支气管平滑肌舒张	支气管平滑肌收缩,促进黏液腺体分泌
消化器官	抑制胃肠运动,促进括约肌收缩,抑制胆囊活动,促进唾液腺分泌黏稠唾液	促进胃肠运动,促使括约肌舒张,促进唾液、胃液、胰液分泌,促进胆囊收缩
泌尿生殖器官	逼尿肌舒张,括约肌收缩;已孕子宫收缩,未孕子宫舒张	逼尿肌收缩,括约肌舒张
眼	瞳孔扩大	瞳孔缩小
皮肤	竖毛肌收缩,汗腺分泌	
代谢	促进糖原分解,促进肾上腺髓质激素分泌	促进胰岛素分泌

(二)内脏活动的中枢调节

1. 脊髓 脊髓是内脏反射活动的初级中枢。例如排便、排尿、发汗反射和血管紧张反射等可在脊髓水平完成。临床上脊髓高位离断的病人,在脊休克过去以后,上述内脏反射可以逐渐恢复。但由于失去了高位脑中枢的控制,这些反射远不能适应正常生理功能的需要,如排便、排尿反射不受意识控制;虽然能引起应急性发汗反射,但温热性发汗反射消失;易引起体位性低血压等。

2. 脑干 延髓中有心血管、呼吸、消化等反射的基本中枢,因而有生命中枢之称。动物实验和临床实践中观察到,如果损伤延髓,呼吸、心跳等生命活动立即停止,导致死亡。此外,在中脑有瞳孔对光反射中枢,脑桥有呼吸调整中枢和角膜反射中枢等。

3. 下丘脑 下丘脑是较高级的调节内脏活动的中枢。它与边缘系统、脑干网状结构及脑垂体之间保持密切的联系,能把内脏活动和其他生理活动联系起来。下丘脑的作用涉及体温调节、食物摄取、水平衡、内分泌、情绪反应和生物节律等生理过程。

4. 大脑皮质 大脑边缘叶以及与其有密切关系的皮质和皮质下结构总称为边缘系统。边缘系统是内脏活动的重要中枢,它可调节呼吸、胃肠、瞳孔、膀胱等活动,故有人把它称为内脏脑。此外,边缘系统还与情绪、记忆、食欲、生殖和防御等活动有密切关系。大脑皮质的某些区域也与内脏活动密切相关。如电刺激皮质运动区及其周围区域,在引起不同部位躯体运动的同时,还可分别引起血管舒缩、汗腺分泌、呼吸运动、直肠和膀胱等活动的改变。

社会心理因素与人体健康

人们在日常生活中,不可避免地会受到来自各方面的心理、社会刺激,产生情绪反应。在不同的情绪状态下,可引起人体循环、呼吸、消化、物质代谢等活动的变化。积极的、愉快的情绪可动员人的各种潜力,提高工作效率,有益健康;过于紧张、消极的情绪则可使自主神经功能紊乱而导致疾病。人如果持续处于高度紧张状态,可使交感神经紧张度过强,迷走神经紧张度降低,导致心动过速、心绞痛、心肌梗死、高血压等。尤其是病人更易受消极情绪的影响,因而医护人员不仅要重视对病人躯体疾病的护理和治疗,同时也要重视对病人的心理护理与治疗。

第五节　脑的高级功能

人的大脑除了能产生感觉、协调躯体运动和调节内脏活动外,还有更为复杂的高级功能,如语言、思维、学习和记忆、复杂的条件反射、睡眠等。这些高级功能主要属于大脑皮质的活动,它们与条件反射有着密切的联系。

一、条件反射

(一)条件反射的形成

条件反射是机体在后天生活过程中,在非条件反射的基础上形成的。用巴浦洛夫的经典实验,说明条件反射的形成过程。在动物实验中,给狗进食会引起唾液分泌,这是非条件反射,食物是非条件刺激。给狗以铃声刺激,则不出现唾液分泌,因为铃声与进食无关,故称为无关刺激。但若是在给狗进食前先给铃声刺激,然后再给食物,如此经多次重复后,每当铃声出现,即使不给狗食物,狗也会分泌唾液,这就是建立了条件反射。这是因为铃声与食物多次结合后,铃声已由无关刺激变成了条件刺激。这种由条件刺激引起的反射称为条件反射。条件反射形成的基本条件,是无关刺激与非条件刺激在时间上的结合,这个过程称为强化。任何刺激通过强化后,都可成为条件刺激而建立条件反射,因而条件反射数量无限。初建立的条件反射尚不巩固,容易消退,经过多次强化后,就可以巩固下来。人们的学习过程就是条件反射建立的过程,要想获得巩固的知识,就要不断地复习强化。

(二)条件反射的生物学意义

条件反射具有重要的生物学意义,由于条件反射的建立使机体对外环境的变化具有高度而完善的适应能力。条件反射的数量是无限的,可以消退、重建或新建,具有极大的易变性,因而,增强了机体活动的预见性、灵活性、精确性,提高了机体适应环境的能力。

(三)人类条件反射的特点

人与动物一样,可对环境中的各种刺激建立一定的条件反射。但是人类的条件反射具有动物所不具备的特点。巴甫洛夫提出人脑功能有两个信号系统,他把现实具体的信号(如光、声、嗅、味、触等)称为第一信号;而把抽象的信号,即语言、文字称为第二信号。大脑皮质对第一信号发生反应的功能系统称为第一信号系统,它是人和动物所共有的;大脑皮质对第二信号发生反应的功能系统则称为第二信号系统,它建立在第一信号系统之上,是人类所特有的,是人与动物相区别的主要特征。因此,人类的条件反射更加高级,不仅对环境表现有很强的适应能力,而且能进一步认识环境和改造环境。

二、脑电图

大脑皮质的神经元具有电活动。临床上使用脑电图机在头皮表面用导联电极记录,所描绘出的脑细胞群自发性电活动波形,称为脑电图(图 10-17)。正常脑电图的波形不规则,依据频率的不同分为四种基本波形。

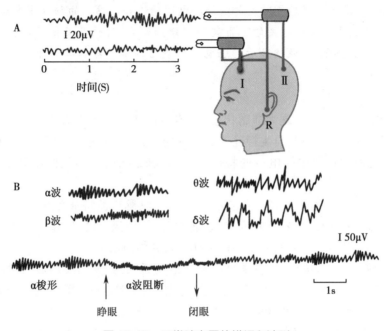

图 10-17 正常脑电图的描记和波形

A. 脑电图的描记方法:参考电极放置在耳廓(R),由额叶(Ⅰ)电极导出的
脑电波振幅低,由枕叶(Ⅱ)导出的脑电波振幅高频率较慢;B. 正常脑电图的基本波形

1. α 波频率为 8 ~ 13 次/秒,波幅为 20 ~ 100μV。人类 α 波在清醒、安静、闭眼时出现。α 波的波幅常表现由小变大,再由大变小反复变化的梭形波,每一梭形持续 1 ~ 2s。α 波在枕叶的脑电图记录中最为显著。睁开眼睛或接受其他刺激时立即消失而呈现 β 波,这一现象称为 α 波阻断。当再次安静闭眼时,则 α 波又重新出现。

2. β 波频率为 14 ~ 30 次/秒,波幅为 5 ~ 20μV。当受试者睁眼视物或接受其他刺激时即出现 β 波。在额叶和顶叶较显著,β 波是新皮质层处于紧张活动时的脑电波。

3. θ 波频率为 4 ~ 7 次/秒,波幅为 100 ~ 150μV。成人一般在困倦时出现,可在颞叶和顶叶记录到。

4. δ 波频率为 0.5 ~ 3 次/秒,波幅为 20 ~ 200μV。成人常在睡眠状态下出现,或处于极度疲劳或麻醉状态时可出现。在颞叶和枕叶比较明显。

三、觉醒与睡眠

觉醒和睡眠是人体所处的两种不同的状态,昼夜交替,是人类生存不可少的生理活动。人类觉醒时能以适当的行动应答环境的各种变化,从事各种活动。睡眠可保护脑细胞的功能,促进精力和体力的恢复。通常成人每天需要睡眠 7 ~ 9 小时,儿童需要更多睡眠时间,新生儿需要睡眠 18 ~ 20 小时,而老年人睡眠时间则较少。

 临床应用

癫 痫

癫痫是由多种原因引起的慢性脑功能障碍,是大脑神经细胞群反复超同步放电所引起的发作性、突然性、反复性、短暂性脑神经系统功能紊乱。因其是脑功能异常改变的疾病,其诊断、治疗及预后判断主要依赖脑电图的检查。癫痫的脑电图表现为特异性的痫样放电,临床上根据脑电图的异常波形出现的形式、部位及其他参数,判断是否为痫性发作、癫痫的类型、药效及预后。脑电图检查已经成为癫痫病人手术定位、术中监测的必要手段。

睡眠时,神经系统主要表现为抑制状态,机体的各种生理活动减退,表现为感觉功能减退,肌紧张减弱,并伴有一系列自主神经功能的改变,如心率减慢、血压下降、呼吸变慢、代谢率降低等。根据睡眠过程中脑电波的特征不同,将睡眠可分为慢波睡眠和快波睡眠两个时相。

1. 慢波睡眠 夜间睡眠多数处于这种睡眠状态,其脑电波特征为同步化慢波。慢波睡眠的表现:心率减慢、血压下降、呼吸变慢、代谢率降低、体温下降、尿量减少等,在此睡眠期间,生长激素的分泌明显增多,有利于促进机体生长和体力恢复。

2. 快波睡眠 又称为异相睡眠或快速眼球运动睡眠,其脑电波特征为去同步化快波。快波睡眠的表现:各种感觉功能进一步减退;骨骼肌反射活动和肌紧张进一步减弱,肌肉几乎处于完全松弛状态;常伴有间断的阵发性表现,如部分躯体抽动、血压升高、心率加快、眼球快速运动等,所以又称快速眼球运动睡眠。异相睡眠期间,脑内蛋白质合成加快,有利于加强记忆和促进精力恢复,并对婴幼儿神经系统发育、成熟有着重要意义。

慢波睡眠与快波睡眠在睡眠中是不断相互转化的。成人睡眠时,先进入慢波睡眠,持续 80 ~ 120min 转入异相睡眠,20 ~ 30min 后,又转入慢波睡眠。整个睡眠过程中有 4 ~ 5 次交替,越接近睡眠后期,快波睡眠持续时间越长。在正常情况下,慢波睡眠和快波睡眠均可直接转为觉醒状态,但在觉醒状态下只能进入慢波睡眠,而不能直接进入快波睡眠。在快波睡眠期间,如果将其唤醒,80%左右的人诉说正在做梦。快波睡眠期间出现间断的阵发性表现可能与某些疾病在夜间发作有关,例如心绞痛、哮喘、阻塞性肺气肿等。

(柳海滨)

 自测题

1. 神经纤维传导兴奋的特征是
   A. 生理完整性 B. 双向性 C. 绝缘性 D. 相对不疲劳性 E. 以上都是
2. 神经元与神经元接触和传递信息的部位,称为
   A. 润盘 B. 缝隙连接 C. 紧密连接 D. 突触 E. 曲长体
3. 突触后膜对哪种离子通透性提高,导致兴奋性突触后电位的产生
   A. K^+ B. Na^+ C. Cl^- D. Ca^{2+} E. 以上都是

4. 冲动传到轴突末梢,由于哪种离子内流,导致递质释放?

    A. Na^+ B. K^+ C. Ca^{2+} D. Mg^{2+} E. Cl^-

5. 突触传递过程中递质与突触后膜受体结合,由于离子移动使突触后膜产生的电位变化称

    A. 静息电位   B. 动作电位   C. 阈电位

    D. 突触后电位   E. 发生器电位

6. 抑制性突触后电位在突触后膜电位变化呈现

    A. 极化   B. 去极化   C. 反极化

    D. 复极化   E. 超极化

7. 神经纤维的主要功能是

    A. 接受体内外刺激   B. 换能作用   C. 分析综合

    D. 传导兴奋(冲动)   E. 释放化学递质

8. 脊髓的感觉功能表现为

    A. 主要起传导的作用   B. 对感觉做精细的分析和综合

    C. 是感觉传导的换元接替站   D. 对感觉做粗略的分析、综合

    E. 是感觉分析的最高级中枢

9. 指出下列哪些是丘脑特异投射系统的特点

    A. 弥散性投射到大脑皮层的广泛区域

    B. 点对点的投射到大脑皮层特定区域

    C. 上行激活系统是通过特异投射系统发挥作用

    D. 主要功能是改变大脑皮层的兴奋状态

    E. 对催眠药和麻醉药较敏感

10. 切断动物的非特异性投射系统,将出现

    A. 昏睡   B. 脊休克   C. 去大脑僵直

    D. 偏瘫   E. 以上都不是

11. 致痛物质是指

    A. K^+ B. H^+ C. 组织胺

    D. 5-羟色胺   E. 以上都是

12. 牵张反射的感受器是

    A. 腱梭   B. 肌肉   C. 肌梭

    D. 游离神经末梢   E. 以上都不是

13. 维持躯体姿势反射的基础是

    A. 屈肌反射   B. 对侧伸肌反射   C. 腱反射

    D. 肌紧张   E. 迷走反射

14. 自主神经的功能特点

    A. 一般器官受交感、副交感神经双重支配   B. 作用的对立统一

    C. 具有紧张性作用   D. 与效应器本身的功能状态有关

    E. 以上都是

15. 交感神经兴奋时

    A. 心跳加快加强   B. 支气管平滑肌舒张   C. 抑制胃肠运动

D. 瞳孔扩大,竖毛肌收缩 　　　E. 以上都是

16. 副交感神经兴奋时,可引起
    A. 心脏活动加强 　　　　　　B. 支气管平滑肌舒张 　　　C. 瞳孔扩大
    D. 逼尿肌收缩,尿道内括约肌舒张
    E. 胃肠活动受抑制,消化液分泌减少

17. 参与应急反应的是
    A. 上行激活系统 　　　　　　　　　B. 旁中央上行系统
    C. 交感-肾上腺髓质系统 　　　　　　D. 迷走–胰岛素系统
    E. 特异性投射系统

18. 属于肾上腺素能纤维的是
    A. 交感神经节前纤维 　　　　　　　B. 副交感神经节前纤维
    C. 支配汗腺的交感神经节后纤维 　　D. 副交感神经节后纤维
    E. 大部分交感神经节后纤维

19. 抑制性突触主要是通过提高突触后膜对哪些离子的通透性起作用的?
    A. Na^+ 　　　　　　　　　B. K^+ 　　　　　　　　　C. Cl^-
    D. Ca^{2+} 　　　　　　　　E. Mg^{2+}

20. 副交感神经节前、节后纤维释放的递质是
    A. 乙酰胆碱 　　　　　　　　　B. 去甲肾上腺素
    C. 乙酰胆碱或去甲肾上腺素 　　D. 多巴胺
    E. 5-羟色胺

21. 属于 M 受体阻断剂的是
    A. 筒箭毒 　　　　　　　B. 酚妥拉明 　　　　　　C. 心得安
    D. 六烃季胺 　　　　　　E. 阿托品

22. β 受体的阻断剂是
    A. 阿托品 　　　　　　　B. 心得安 　　　　　　C. 六烃季胺
    D. 十烃季胺 　　　　　　E. 酚妥拉明

23. 去甲肾上腺素与 α 受体结合后产生的效应正确的是
    A. 小肠平滑肌收缩 　　　B. 大部分血管收缩 　　　C. 瞳孔缩小
    D. 心脏活动加强 　　　　E. 冠状血管收缩

24. 基本生命中枢位于
    A. 脊髓 　　　　　　　　B. 延髓 　　　　　　　C. 中脑
    D. 下丘脑 　　　　　　　E. 大脑皮层

25. 人类与动物的重要区别在于
    A. 具有较强的适应能力 　　　　　B. 具有非条件反射
    C. 具有第一信号系统 　　　　　　D. 具有非条件反射和条件反射
    E. 具有第二信号系统

26. 慢性睡眠的生理意义是
    A. 有利于生长发育,有利于体力的恢复 　　B. 有利于建立新突触联系
    C. 有利于蛋白质的合成 　　　　　　　　D. 促进眼肌运动
    E. 促进记忆和精力恢复

第十一章 内 分 泌

情景导入及思考

情景导入:

　　小刘近期食欲增加,却明显消瘦。常自觉心慌不适,怕热多汗,失眠多梦;遇事稍不顺心便大发脾气,遂去医院就诊。检查结果:甲状腺功能亢进。

请思考:

1. 甲状腺激素的生理作用是什么?
2. 甲状腺激素的分泌是如何调节的?

第一节 概　　述

　　1849 年,德国医生 Berthlod 对阉割小公鸡进行实验,发现没有神经联系的移植睾丸能使鸡冠正常生长。他依据这一现象大胆推测,睾丸可能向血液释放了某种可以维持动物副性征的物质。这是在内分泌学发展史上的第一个最成功和明确的实验,启迪了后人的研究思路。1902 年,英国生理学家 Bayliss 和他的学生 Starling 在对小肠局部反射研究实验中发现了第一种激素——促胰液素,为内分泌学的发展做出了巨大的贡献。

一、内分泌系统和激素的概念

　　内分泌是相对于外分泌而言的,是指细胞的分泌物不经导管排出而直接进入血液或组织液的过程。内分泌系统是由内分泌腺(如垂体、甲状腺、肾上腺、胰岛和性腺等)和分散于某些器官、组织中的内分泌细胞(如消化道黏膜、下丘脑、心、肺、脑、胎盘等)组成的重要信息传递系统。

由内分泌腺或散在的内分泌细胞所分泌的高效能的生物活性物质称为激素(hormone)。激素被分泌出来后,经血液或组织液运输到相应的器官、组织或细胞而发挥作用。接受激素信息的器官、组织或细胞则分别称为该激素的靶器官、靶组织或靶细胞。

内分泌系统正是通过激素,发挥了对机体的调节作用。激素传送到靶细胞一般有以下四种方式(图11-1):大多数激素通过血液循环运送到远距离的靶细胞而发挥调节作用,这种方式称为远距分泌;某些激素仅通过组织液的扩散而作用于邻近细胞,这种方式称为旁分泌;有的激素分泌出来后在局部扩散,又返回作用于该细胞自身,这种方式则称为自分泌;此外,下丘脑某些神经元合成和分泌的神经激素沿神经纤维轴浆流动运送至轴突末梢而释放入血,这种方式称为神经分泌。

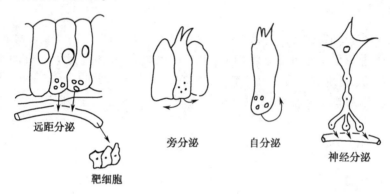

图 11-1 激素的传递方式

二、激素的化学分类

根据激素的化学性质不同,主要分为以下两类:

(一)含氮激素

包括蛋白质类(如甲状旁腺激素、腺垂体激素、胰岛素等)、肽类(如下丘脑调节性多肽、神经垂体激素、胃肠激素等)和胺类激素(如甲状腺激素、肾上腺素、去甲肾上腺素等)。体内大多数激素属于含氮激素。此类激素的特点是易被胃肠道消化酶分解而破坏,临床应用须注射,不宜口服。

(二)类固醇激素

包括性激素(如雌激素、孕激素和雄激素)和肾上腺皮质激素(如皮质醇、醛固酮)。此类激素一般不易被消化酶破坏,可口服。

此外,还有固醇类激素(如胆钙化醇等)和脂肪酸衍生物(如前列腺素)。

激素的作用十分广泛,以传递信息的方式对机体的基本生命活动,如新陈代谢、生长发育、生殖以及维持内环境的稳态发挥了重要的调节作用。在体液调节过程中,内分泌系统与神经系统紧密联系,相互作用,密切配合,共同调节机体的各种功能活动。随着内分泌研究的进展,人们发现内分泌系统和免疫系统之间也存在着密切联系。

三、激素作用的一般特征

虽然激素的种类繁多,化学结构各异,但它们对机体的调节却表现出了以下的共同特点。

（一）激素的信息传递作用

激素在发挥其调节作用过程中,只是作为一种化学物质在细胞之间进行信息传递,仅起"信使"的作用。它既不能增加靶细胞新的功能,也不能提供能量,只是使靶细胞原有的生理、生化过程增强或减弱,激素在完成信息传递后被分解而失活。

（二）激素作用的特异性

激素被释放入血后,可随血液循环运输到全身各处,与各种组织细胞广泛接触,但它只选择性地作用于某些靶器官或靶细胞,这种特性称为激素作用的特异性。该特性与靶器官或靶细胞上存在能与该激素发挥特异性结合的受体有关。各种激素作用的特异性差别较大,有些激素仅局限作用于较少的特定目标,如腺垂体分泌的促甲状腺激素只作用于甲状腺;有些激素的作用则比较广泛,几乎遍及全身,如生长激素、甲状腺激素等。

（三）激素作用的高效性

激素在血液中含量甚微,一般浓度在纳摩尔(nmol/L)甚至皮摩尔(pmol/L)水平,但作用十分明显。这是因为激素与受体结合后,通过引发细胞内信号转导程序,经逐级放大,可产生效能极高的生物放大效应。例如,0.1mg 促肾上腺皮质激素释放激素作用于腺垂体使其释放 1mg 促肾上腺皮质激素,再进一步引起肾上腺皮质分泌 40mg 糖皮质激素,可见生物效能放大了 400 倍。因此,若某内分泌腺分泌的激素稍有过多或不足,便可引起机体代谢或功能异常,临床上分别称为内分泌功能亢进或功能减退。

（四）激素间的相互作用

对某一生理功能的调节可以有多种激素参与,它们的作用虽然各不相同,但可以相互联系,相互影响,主要表现为:①协同作用:如生长素、糖皮质激素和胰高血糖素,尽管作用于物质代谢的不同环节,但都可使血糖升高。②拮抗作用:如胰岛素能降低血糖,而胰高血糖素能升高血糖;甲状旁腺激素能升高血钙,而降钙素能降低血钙。③允许作用(permissive action):某些激素本身并不能对某器官或细胞产生明显的影响,但它的存在却为另一种激素发挥效应提供了必要的条件。例如,糖皮质激素本身并不能使血管平滑肌收缩,但它的存在会使去甲肾上腺素更有效的发挥收缩血管的作用。

第二节　下丘脑与垂体

虽然垂体体积小,重量轻,但它却是人体内最重要的内分泌腺,有"内分泌之首"之称,能分泌多种激素,作用广泛而复杂。垂体位于颅中窝蝶骨体上的垂体窝内,借漏斗与下丘脑相连,因此,两者在结构和功能上联系紧密。

一、下丘脑与垂体的联系

根据结构和功能的不同,垂体可分为腺垂体和神经垂体两部分。这两部分均与下丘脑有密切联系,分别构成下丘脑-腺垂体系统和下丘脑-神经垂体系统。

（一）下丘脑-腺垂体系统

位于下丘脑促垂体区的小细胞肽能神经元合成和分泌的下丘脑调节性多肽,通过垂体门脉系统运至腺垂体,调节腺垂体的内分泌活动,构成了下丘脑—腺垂体系统(图 11-2)。目前已深入研究的下丘脑调节性多肽有 9 种,其中已明确化学结构的有 6 种称为激素,尚未明确化学结构的有3种暂称为因子(表11-1)。

(二)下丘脑-神经垂体系统

位于下丘脑视上核和室旁核的大细胞肽能神经元合成的血管升压素和催产素,随下丘脑-垂体束轴浆流动运至神经垂体储存。当神经冲动传来时,可由神经垂体释放入血,构成了下丘脑-神经垂体系统(图11-2)。

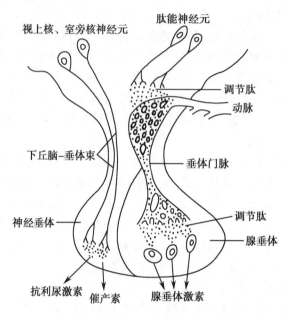

图 11-2 下丘脑与垂体功能联系示意图

表 11-1 下丘脑调节性多肽的种类及作用

种类	缩写	对腺垂体的作用
促甲状腺激素释放激素	TRH	促进促甲状腺激素(TSH)的分泌
促肾上腺皮质激素释放激素	CRH	促进促肾上腺皮质激素(ACTH)的分泌
促性腺激素释放激素	GnRH	促进卵泡刺激素(FSH)、黄体生成素(LH)的分泌
生长激素释放激素	GHRH	促进生长激素(GH)的分泌
生长激素释放抑制激素	GHRIH	抑制生长激素(GH)的分泌
催乳素释放因子	PRF	促进催乳素(PRL)的分泌
催乳素释放抑制激素	PIH	抑制催乳素(PRL)的分泌
促黑激素释放因子	MRF	促进促黑激素(MSH)的分泌
促黑激素释放抑制因子	MIF	抑制促黑激素(MSH)的分泌

二、腺垂体

腺垂体是机体重要的内分泌腺,合成和分泌的激素有以下7种:

(一)生长激素(GH)

生长激素几乎可促进体内所有的组织和器官的生长,特别是促进骨骼和肌肉的生长作用更强。因此,对人体的身材有明显的影响。

生长激素对代谢也有影响。它可促进蛋白质合成,减少其分解;促进脂肪分解,提供能量;还可抑制外周组织对葡萄糖的摄取和利用,减少葡萄糖的消耗,升高血糖。若生长激素长期分泌过多可出现糖尿,称为垂体性糖尿病。

如果人幼年时缺乏生长激素,可表现为生长迟缓,身材矮小,但智力正常,称为侏儒症;如果幼年时生长激素分泌过多,引起长骨不断生长,则身材过于高大,称为巨人症。成年后,因骨骺已钙化闭合,长骨不再生长,如果此时生长激素分泌过多,将刺激肢端短骨、面骨及软组织增生,以致出现手足粗大、下颌突出、鼻大唇厚、内脏增大等现象,称为肢端肥大症。

(二)促激素

这类激素具有促进相应的靶腺生长发育和促进分泌的双重功能,因而得名促激素,主要包括以下4种。

1. 促甲状腺激素(TSH)　促进甲状腺滤泡增生,合成并分泌甲状腺激素。

2. 促肾上腺皮质激素(ACTH)　促进肾上腺皮质增生,合成并分泌糖皮质激素。

3. 促性腺激素　包括两种。①卵泡刺激素(FSH):促进卵巢内卵泡生长发育并成熟,在男性称精子生成素(促进睾丸内精子生成)。②黄体生成素(LH):促进卵巢内黄体生成,在男性称间质细胞刺激素(刺激睾丸间质细胞分泌雄激素)。

这些促激素可特异性作用于各自的靶腺而发挥调节作用,因而分别与下丘脑及靶腺构成了三个功能轴,即下丘脑-腺垂体-甲状腺轴、下丘脑-腺垂体-肾上腺皮质轴、下丘脑-腺垂体-性腺轴(图11-3)。

(三)催乳素(PRL)

催乳素的作用主要包括:①针对乳腺:促进乳腺生长发育,引起并维持泌乳;②针对性腺:可促进排卵、黄体生成并分泌孕激素和雌激素。

(四)促黑激素(MSH)

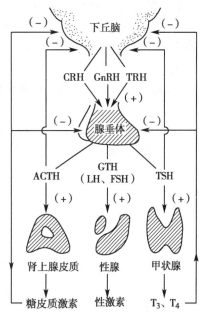

图11-3　下丘脑-腺垂体-靶腺轴示意图
(+):兴奋;(-)抑制;虚线表示作用不肯定;

促进皮肤、毛发和虹膜等处的黑色素细胞合成黑色素,使皮肤、毛发和虹膜等的颜色变深。

三、神经垂体

神经垂体并不像腺垂体那样能合成和分泌激素,它只能储存和释放激素,有以下两种。

(一)血管升压素

生理情况下,血浆中该激素浓度很低,几乎没有升压作用,但抗利尿作用十分明显,故又称抗利尿激素(ADH),其作用在第八章肾脏的排泄中已详细讲述。但在大失血的情况下,血浆中该激素浓度明显升高,具有强烈的收缩血管作用,对维持血压具有一定的意义。

(二)催产素

催产素又称缩宫素,主要作用于子宫和乳腺。

1. **对子宫的作用** 对非孕子宫作用较小,对妊娠子宫有较强的收缩作用。临床上,分娩后可适量应用催产素以减少产后出血。

2. **对乳腺的作用** 催产素能使乳腺腺泡周围的肌上皮细胞收缩,将乳汁挤入乳腺导管,并维持乳腺泌乳,防止其萎缩。乳头受到吮吸刺激,临产或分娩时,子宫、子宫颈和阴道受牵拉刺激,均可反射性地引起催产素释放增多。

第三节 甲 状 腺

甲状腺是体内最大的内分泌腺,合成和释放甲状腺激素。其中,甲状腺滤泡上皮细胞是合成甲状腺激素的部位。碘和甲状腺球蛋白是合成甲状腺激素的原料。碘主要来自食物,特别是海带、紫菜等含碘丰富的海产品;而甲状腺球蛋白由甲状腺滤泡上皮细胞分泌。

甲状腺通过主动转运方式将小肠吸收入血的碘摄入滤泡上皮细胞内,在酶的作用下首先被活化形成碘原子。甲状腺球蛋白部分酪氨酸残基上的氢原子被碘原子取代,从而形成一碘酪氨酸残基和二碘酪氨酸残基。若1分子一碘酪氨酸残基和1分子二碘酪氨酸残基耦联,则生成三碘甲腺原氨酸(T_3);若2分子二碘酪氨酸残基耦联,则生成四碘甲腺原氨酸(T_4),又称甲状腺素。因此,甲状腺激素包括T_3和T_4两种。T_4的含量较T_3多,但T_3的生物活性却比T_4强约5倍。

合成大量的甲状腺激素,以胶质的形式储存于滤泡腔内,其储存量大。在TSH的作用下释放入血,有99%的甲状腺激素与蛋白质结合而被运输;1%以游离形式存在,主要为T_3。只有游离型的甲状腺激素才能进入组织,发挥生理作用。结合型与游离型之间可相互转化,保持动态平衡(图11-4)。

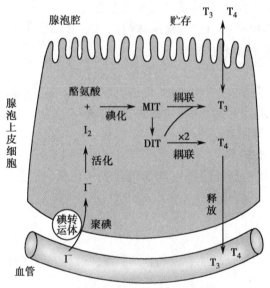

图11-4 甲状腺激素合成、储存和释放示意图
MIT:一碘酪氨酸残基;DIT:二碘酪氨酸残基

一、甲状腺激素的生理作用

甲状腺激素的作用十分广泛,主要表现为以下三方面。

（一）对代谢的影响

1. 能量代谢 甲状腺激素具有显著的产热效应。它可增加大多数组织的耗氧量和产热量,使基础代谢率(BMR)显著增高。甲状腺功能亢进(简称甲亢)的患者因产热量增多而喜凉怕热,易出汗,BMR往往比正常值高25%以上;甲状腺功能减退的患者则相反,因产热量减少而喜热畏寒,BMR降低。因此,测定BMR有助于对甲状腺功能异常的疾病进行诊断。

2. 物质代谢 ①蛋白质代谢:生理剂量的甲状腺激素能促进骨骼肌等蛋白质的合成;大剂量的甲状腺激素反而加强蛋白质的分解,尤其是骨骼肌的蛋白质。因此,甲亢患者因骨骼肌的蛋白质分解而出现消瘦乏力;甲状腺功能减退的患者,因甲状腺激素分泌不足导致蛋白质合成减少,细胞间带负电荷的黏蛋白增多,其可结合大量的正离子和水分子,造成皮下组织间隙积水增多,引起一种指压不凹陷的特殊水肿,称为黏液性水肿。②脂肪代谢:甲状腺激素既能促进脂肪和胆固醇的合成,也能加速脂肪的分解和胆固醇的降解。总体来说,加速分解的作用更明显。因此,甲亢患者血中胆固醇含量低于正常,而甲状腺功能减退患者的血中胆固醇含量则高于正常。③糖代谢:甲状腺激素能增加糖的来源(促进小肠黏膜对糖的吸收以及增强肝糖原分解)、减少糖的去路(抑制肝糖原的合成),引起血糖升高。此外,甲状腺激素还可加强生长激素、糖皮质激素、胰高血糖素等升高血糖的作用。因此,甲亢患者常有血糖升高的表现,甚至出现糖尿。

（二）对生长发育的影响

甲状腺激素对机体的正常生长发育起着十分重要的作用。它主要是促进脑和骨的发育。如果胚胎或婴幼儿时期,机体内甲状腺激素合成和分泌不足,可导致脑和长骨发育障碍,表现为生长发育迟缓、身材矮小、智力低下,称为呆小症(克汀病)。

（三）其他作用

甲状腺激素能提高神经系统的兴奋性,因此,甲亢患者常有烦躁不安、焦躁易怒、失眠多梦等症状;甲状腺激素能增强心肌的收缩力,使心率加快,心输出量增加,外周阻力下降。因此,甲亢患者常表现为心动过速,心率可达120次/分,多见期前收缩,收缩压升高,舒张压降低,脉压增大;甲状腺激素能增加食欲,因此,甲亢患者常有饥饿感,食欲旺盛;甲状腺激素对生殖功能也有一定的影响。

二、甲状腺激素分泌的调节

甲状腺功能主要受下丘脑-腺垂体-甲状腺轴的调节。此外,还可进行一定程度的自身调节。

（一）下丘脑-腺垂体-甲状腺轴的调节

下丘脑分泌的TRH作用于腺垂体,促进腺垂体合成和分泌TSH。TSH作用于甲状腺,促进甲状腺滤泡增生,合成和分泌T_3和T_4。当血液中T_3和T_4浓度升高时,将负反馈于腺垂体,使TSH合成和分泌减少,从而使T_3和T_4的释放也减少,使其在血液中浓度降至正常水平(图11-5)。

（二）自身调节

这是一种有限度的缓慢的调节。当饮食中碘供应不足时,甲状腺摄碘能力增强,使T_3和T_4的合成不致于减少。若长期缺碘,超过自身调节能力,就会造成T_3和T_4合成与分泌减少,血液中T_3和T_4浓度降低,对腺垂体的负反馈作用减弱,造成TSH分泌过多,刺激甲状腺增生、肿大,临床上称为单纯性甲状腺肿或地方性甲状腺肿。

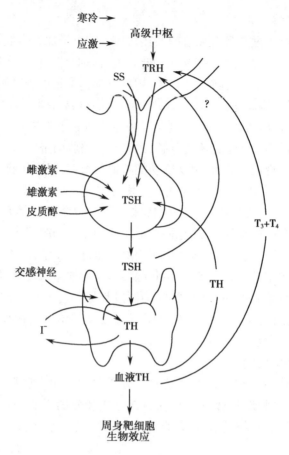

图 11-5 甲状腺激素分泌调节示意图

三、甲状旁腺和甲状腺 C 细胞

甲状旁腺分泌甲状旁腺激素(PTH);甲状腺 C 细胞分泌降钙素(CT)。两者共同参与体内钙、磷代谢的调节,是维持血钙和血磷稳态的主要激素。

(一)甲状旁腺激素

1. 甲状旁腺激素的主要作用　PTH 能升高血钙,降低血磷,是体内调节血钙浓度的最主要激素。骨和肾是其主要的靶器官。

(1)对骨的作用:PTH 可加强溶骨过程,动员骨钙入血,使血钙浓度升高,从而破坏了骨组织内储存钙与血浆游离钙的动态平衡。血钙是维持神经、肌肉正常兴奋性的必要物质。临床上进行甲状腺手术时,若不慎误将甲状旁腺摘除,可引起严重的低血钙,导致手足搐搦,严重时可因呼吸肌痉挛而窒息。

(2)对肾的作用:PTH 能促进远曲小管对钙的重吸收,使尿钙减少,血钙升高,同时还能抑制近端小管对磷的重吸收,使尿磷增多,血磷降低。

此外,PTH 对肾的另一重要作用是激活 1,25-羟化酶,使无活性的维生素 D_3 转变为有活性的维生素 D_3,后者可促进小肠对钙的吸收,使血钙升高。

2. 甲状旁腺激素分泌的调节　血钙浓度是调节甲状旁腺激素分泌的最主要因素。血钙浓度降低时,PTH 分泌增加;反之,血钙浓度升高时,则 PTH 分泌减少。

（二）降钙素

1. 降钙素的生理作用　主要是降低血钙和血磷。CT可抑制破骨细胞的活动,使溶骨过程减弱;同时,能加强成骨过程,增加钙、磷在骨的沉积,故血钙和血磷降低。此外,CT还能抑制肾小管对钙、磷、钠及氯的重吸收,增加这些离子在尿中的排出量。

2. 降钙素分泌的调节　主要受血钙浓度的调节。当血钙浓度升高时,CT分泌增多,反之则分泌减少。

第四节　肾　上　腺

肾上腺由皮质和髓质两部分组成,它们的形态结构、生理作用均不相同,因此实际上是两个独立的内分泌腺。

一、肾上腺皮质

经动物实验发现,切除双侧肾上腺,动物将很快死亡;若仅切除肾上腺髓质,动物将存活较长时间,说明肾上腺皮质是维持生命所必需的内分泌腺。

肾上腺皮质由外向内依次为球状带、束状带和网状带,分别合成和分泌盐皮质激素(以醛固酮为主)、糖皮质激素(主要为皮质醇)和性激素(以雄激素为主,也有少量雌激素)。

醛固酮的相关内容在第八章肾脏的排泄中已详细讲述,性激素的内容将在本章第六节和第七节具体讲述,在此重点介绍糖皮质激素。

（一）糖皮质激素的生理作用

1. 对物质代谢的影响　①蛋白质代谢:糖皮质激素能抑制蛋白质合成,促进肝外组织(主要是肌组织)蛋白质分解。当糖皮质激素分泌过多时,常出现肌肉消瘦、皮肤变薄、骨质疏松等现象。②脂肪代谢:糖皮质激素可促进脂肪分解,增强脂肪酸在肝内的氧化过程,有利于糖异生。糖皮质激素分泌过多时,体内脂肪将重新分布,即四肢脂肪分解加强,而面部和躯干的脂肪合成增加。因此,肾上腺皮质功能亢进或长期使用糖皮质激素的患者,会出现面圆("满月脸")、背厚("水牛背")而四肢消瘦的特殊体态,称为"向心性肥胖"。③糖代谢:糖皮质激素能促进糖异生,减少外周组织对葡萄糖的消耗和利用,使血糖升高。糖皮质激素分泌过多时,血糖升高,甚至出现糖尿。

2. 对水盐代谢的影响　糖皮质激素使肾小球滤过率增加,有利于水的排出。因此,肾上腺皮质功能不全患者,常出现排水障碍,发生"水中毒",若补充适量糖皮质激素可缓解。

3. 对血液系统的影响　糖皮质激素能增强骨髓造血功能,使血液中红细胞和血小板增多;能促使附着在血管壁的中性粒细胞进入血液循环、抑制淋巴细胞分裂、增加嗜酸性粒细胞在肺和脾的储留,故血液中的中性粒细胞增多、淋巴细胞和嗜酸性粒细胞减少。

4. 对循环系统的影响　糖皮质激素表现出了允许作用,即糖皮质激素本身无收缩血管的作用,但它的存在增强了血管平滑肌对去甲肾上腺素的敏感性,使去甲肾上腺素收缩血管作用增强。

5. 对神经系统的影响　糖皮质激素能提高神经系统的兴奋性。肾上腺皮质功能亢进患者,常表现为失眠、烦躁不安、思维不集中等。

6. 对消化系统的影响　糖皮质激素能增加胃酸和胃蛋白酶原的分泌。长期大量应用糖皮质激素,可诱发或加剧消化性溃疡。因此,消化性溃疡患者应慎用糖皮质激素。

7. 在应激反应中的作用 当机体受到饥饿、寒冷、缺氧、创伤、失血、手术、感染及恐惧等有害刺激时,血液中 ACTH 和糖皮质激素增加,称为应激反应(stress reaction)。这种反应能增强机体对有害刺激的耐受力,提高生存能力。

此外,药理剂量糖皮质激素具有抗炎、抗毒、抗过敏和抗休克等药理作用。

(二)糖皮质激素分泌的调节

糖皮质激素分泌的调节与甲状腺激素分泌的调节类似,主要受下丘脑—腺垂体—肾上腺皮质轴的调节。

下丘脑分泌的 CRH 作用于腺垂体,促进腺垂体合成和分泌 ACTH。ACTH 作用于肾上腺皮质,促进束状带和网状带增生,并且促进束状带合成和分泌糖皮质激素。血液中糖皮质激素浓度升高时,除主要负反馈于腺垂体,使 ACTH 合成和分泌减少外,也能负反馈于下丘脑,使 CRH 合成和分泌受抑制(图 11-6)。因此,长期大量使用糖皮质激素的患者,可引起其肾上腺皮质萎缩,功能减退。若突然停药,将出现肾上腺皮质功能不全的表现。为防止上述情况的发生,可在治疗过程中间断给予患者 ACTH,或停药时逐渐减量,不能骤停。

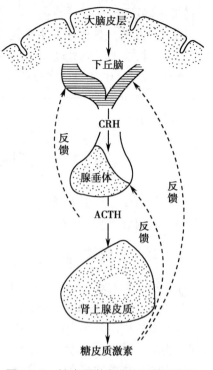

图 11-6　糖皮质激素分泌调节示意图
CRH:促肾上腺皮质激素释放激素
ACTH:促肾上腺皮质激素
——→表示促进;- - →表示抑制

 临床应用

糖皮质激素的临床应用

糖皮质激素在临床上应用广泛,其中代替治疗主要适用于各种原因导致的下丘脑-腺垂体-肾上腺皮质轴功能减退。通常选用泼尼松或氢化可的松。开始剂量应大于生理量,给药方式应符合糖皮质激素的昼夜分泌规律,总量的 2/3 一般在早餐后给予,余下的 1/3 量下午给予。一周后逐渐减至维持量,剂量个别化。

二、肾上腺髓质

肾上腺髓质能分泌肾上腺素(E)和去甲肾上腺素(NE),以肾上腺素为主(占 80%)。

(一)肾上腺髓质激素的生理作用

肾上腺髓质激素对机体的组织和器官作用广泛,现将其主要作用比较如下(表 11-2):

表 11-2　肾上腺素与去甲肾上腺素生理作用的比较

	肾上腺素	去甲肾上腺素
兴奋的受体	可兴奋 α、β_1、β_2 受体	主要兴奋 α 受体,其次是 β_1 受体
心脏	心率加快,心肌收缩力增强,心输出量增加	减压反射的作用,心率减慢

续表

	肾上腺素	去甲肾上腺素
血管	皮肤、胃肠、肾血管收缩;冠状动脉、骨骼肌血管舒张,总外周阻力降低	冠状动脉舒张,其他血管均收缩,总外周阻力明显升高
血压	血压升高	血压明显升高
支气管平滑肌	舒张	稍舒张
代谢	增强	稍增强

肾上腺髓质受交感神经节前纤维支配,二者之间关系密切,构成交感—肾上腺髓质系统。当机体受到各种有害刺激时,不仅会产生"应激反应",同时也会使交感神经兴奋,交感—肾上腺髓质系统活动增强,髓质激素分泌增加,引起"应急反应(emergency reaction)"。应急反应有利于机体随时调节各种功能,以适应环境的骤变。

值得一提的是,引起"应急反应"和"应激反应"的刺激是相同的,但两种反应既有区别,又相互联系,共同提高和完善机体的适应能力。

(二)肾上腺髓质激素分泌的调节

1. 交感神经的作用　交感神经兴奋时,肾上腺髓质激素分泌增加。

2. ACTH 的作用　ACTH 可直接刺激肾上腺髓质激素的合成,也可通过糖皮质激素促进肾上腺髓质激素的分泌。

第五节　胰　岛

胰岛是分散于胰腺腺泡之间的不规则的内分泌细胞团。胰岛内至少有五种功能不同的细胞。其中,胰岛 B 细胞数量最多,可达胰岛细胞总数的 75% ,分泌胰岛素(insulin);A 细胞约占胰岛细胞总数的 20% ,分泌胰高血糖素(glucagon);D 细胞约占胰岛细胞总数的 5% ,分泌生长抑素;PP 细胞数量很少,分泌胰多肽;此外,还有极少量的其他细胞。1965 年,我国科学工作者,在世界上率先用化学方法,人工合成了具有生物活性的结晶牛胰岛素,为揭示生命的本质,做出了巨大的贡献。

一、胰岛素

(一)胰岛素的生理作用

1. 对糖代谢的影响　胰岛素能通过促进全身组织对葡萄糖的摄取和利用,加速糖原的合成,促使葡萄糖转变为脂肪酸等途径增加血糖的去路;还能抑制糖原分解和糖异生以减少血糖的来源,从而降低血糖。因此,胰岛素是生理状态下唯一能使血糖降低的激素。

2. 对脂肪代谢的影响　胰岛素能促进脂肪的合成与储存,抑制脂肪的分解。

3. 对蛋白质代谢的影响　胰岛素能促进细胞摄取氨基酸,从而促进蛋白质的合成,并抑制蛋白质的分解。

综上所述,胰岛素是机体内促进合成代谢的激素。

(二)胰岛素分泌的调节

1. 血糖浓度　这是调节胰岛素分泌的最主要因素。血糖浓度升高时,胰岛素分泌增

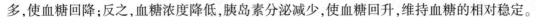

多,使血糖回降;反之,血糖浓度降低,胰岛素分泌减少,使血糖回升,维持血糖的相对稳定。

2. 激素作用　胃肠激素、胰高血糖素、生长激素、糖皮质激素可促进胰岛素的分泌;而肾上腺素抑制胰岛素的分泌。

3. 神经作用　迷走神经兴奋促进胰岛素分泌;交感神经兴奋抑制胰岛素分泌。因此,胰岛素的分泌受双重神经支配。

二、胰高血糖素

(一)胰高血糖素的生理作用

胰高血糖素促进肝糖原分解及糖异生,即增加血糖的来源,从而使血糖明显升高。胰高血糖素能促进脂肪的分解和脂肪酸的氧化,使血液中酮体增多;还可抑制蛋白质的合成。由此可见,胰高血糖素是机体内促进分解代谢的激素。

(二)胰高血糖素分泌的调节

1. 血糖浓度　这也是调节胰高血糖素分泌的最主要因素。血糖浓度降低可促进胰高血糖素的分泌;反之,胰高血糖素的分泌则减少。

2. 激素作用　胰岛素可降低血糖因而可间接促进胰高血糖素的分泌。

3. 神经作用　交感神经兴奋促进胰高血糖素分泌;迷走神经兴奋则抑制胰高血糖素的分泌。

知识窗口

糖　尿　病

因胰岛素分泌不足,引起机体代谢紊乱,以高血糖为主要标志的疾病,称为糖尿病。患者常有"三多一少"的表现,即多尿、多饮、多食、体重减轻。血糖升高超过肾糖阈时,因渗透性利尿作用而引起多尿;由于体内失水过多,使血浆晶体渗透压增高,引起口渴而多饮。因此,糖尿病在我国古代传统医学中属"消渴症"范畴。由于糖代谢障碍,能量的供给明显减少,因而患者常感乏力、饥饿而多食;由于蛋白质分解代谢加速,导致患者消瘦;由于脂肪分解增多,产生大量酮体,重者可出现酮症酸中毒。

第六节　睾　丸

睾丸主要由生精小管和间质细胞组成,具有生成精子和分泌雄激素的功能。

一、睾丸的生精功能

精子在生精小管内生成。"生精小管的管壁由生精细胞和支持细胞构成,最原始的生精细胞为精原细胞。从青春期开始,在腺垂体促性腺激素的作用下,精原细胞可发育为成熟精子,其分化过程:精原细胞→初级精母细胞→次级精母细胞→精子细胞→精子。"在生精小管管壁中,由基膜到腔面按序排列镶嵌在支持细胞之间的是不同发育阶段的生精细胞;精子形成后,游离于生精小管管腔内(图11-7)。整个生精过程约需两个半月,期间,各阶段生精细胞均受到支持细胞的支持、保护和营养作用。生精细胞增殖十分活跃,但其对某些理化因素很敏感,如放射线、吸烟、酗酒等均可导致精子畸形或功能障碍。此外,精子的生成还需要适宜的温度,阴囊内温度较腹腔内低2℃左右,适宜精子的生成。若由于某种原因睾丸停留在腹腔或腹股沟管内而未下降入阴囊,称为隐睾症,这将引起生精功能障碍而致男性不育。

精子形似蝌蚪,分头、尾两部分,头的前部覆盖有顶体,顶体内含有多种水解酶,在受精中起着重要作用;尾细长,可使精子运动。新生的精子虽然外形已经成熟但还不具备运动和受精能力,必须借助生精小管外周类肌细胞的收缩送至附睾储存并继续发育,方可获得运动能力但仍无受精能力。精子只有在女性生殖管道,经子宫和输卵管分泌物的作用,才能获得受精能力。

精子与附睾、精囊、前列腺和尿道球腺的分泌物共同形成精液,在性高潮时射出体外。正常男性每次射出的精液3~6ml,每毫升精液含精子2000万~4亿个,少于2000万个时,不易使卵子受精。此外,精液中至少有50%以上的精子形态和运动能力正常时,才可能受精。

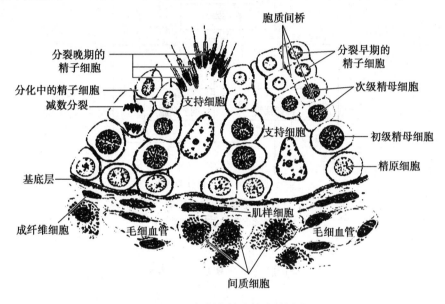

图 11-7 睾丸生精小管生精过程

二、睾丸的内分泌功能

1. 雄激素 睾丸的间质细胞能分泌雄激素,主要为睾酮,其主要生理作用:①促进男性生殖器官的生长发育并维持正常功能及性欲。②促进男性副性征的出现并维持其正常状态。所谓副性征,是指进入青春期后两性出现的一系列与性别有关的特征,又称为第二性征。男性表现为胡须生长、喉结突出、嗓音低沉、骨骼粗壮、肌肉发达等;女性表现为乳腺发育、骨盆宽大、臀部脂肪沉积、嗓音较高等。③维持生精作用。④促进蛋白质的合成,尤其是肌肉和生殖器官的蛋白质合成,同时还能促进骨骼生长和红细胞生成等。

2. 抑制素 睾丸的支持细胞能分泌抑制素,它能抑制腺垂体合成和分泌FSH。

下丘脑、腺垂体、睾丸三者在功能上有密切的联系,构成下丘脑-腺垂体-睾丸轴。睾丸的生精作用和内分泌功能均受到其调节,同时睾丸分泌的激素又对下丘脑-腺垂体进行负反馈调节,从而维持生精和激素分泌的稳态(图11-8)。此外,在睾丸的生精细胞、支持细胞和间质细胞之间还存在复杂的局部调节机制。

从青春期开始,下丘脑分泌的促性腺激素释放激素(GnRH)分泌增加,经垂体门脉系统作用于腺垂体,使其合成和分泌 FSH 和 LH。FSH 可启动并促进生精功能;LH 可刺激间质细胞分泌睾酮,而睾酮具有维持生精的作用。故生精过程受 FSH 和睾酮的双重调控。当血中睾酮增多达一定浓度时,通过负反馈抑制腺垂体 LH 和下丘脑 GnRH 的分泌,维持一定水平的睾酮浓度。FSH 可促使支持细胞分泌抑制素,而抑制素又可通过负反馈调节对腺垂体 FSH 的分泌进行抑制,保证睾丸生精功能的正常进行。

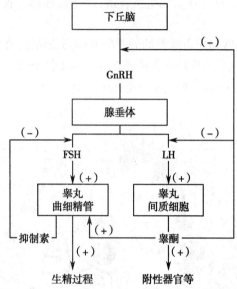

图 11-8　下丘脑-腺垂体-睾丸功能调节示意图
+ 表示促进;– 表示抑制

第七节　卵　　巢

一、卵巢的功能

卵巢的功能包括生卵功能和内分泌功能。

(一)卵巢的生卵功能

卵子由卵巢内的原始卵泡发育而成。新生儿卵巢内约有 200 万个未发育的原始卵泡;进入青春期后原始卵泡减少到 30 万 ~ 40 万个,在腺垂体促性腺激素的作用下,部分静止的原始卵泡开始发育,其过程为:原始卵泡→生长卵泡→成熟卵泡。除妊娠外,卵巢内每月有 15 ~ 20 个原始卵泡同时继续生长发育,但一般只有一个发育为优势卵泡并成熟排卵,其余的则退化为不同发育阶段的闭锁卵泡。正常女性一生平均约能排出 400 ~ 500 个卵子。

发育成熟的卵泡在 LH 分泌高峰的影响下,由卵巢内向其表面移动,卵泡壁破裂,卵母细胞连同透明带、放射冠及卵泡液等一起排至腹腔的过程,称为排卵。排出的卵子随即被输卵管伞拾取送入输卵管。排卵后,残存的卵泡壁塌陷,残余的卵泡细胞增殖,形成一个富含血管的内分泌细胞团,称为黄体。若排出的卵子未受孕,则黄体在排卵后第 9 ~ 10 天开始变性,逐渐被结缔组织替代,由黄体转变成白体。若排出的卵子受精成功,则黄体继续发育为妊娠黄体,一直维持到妊娠 12 周,然后退化为白体(图 11-9)。两侧卵巢交替排卵,大约 28 天一次,通常每次只排出一个卵子,排出双卵或多卵较少见。

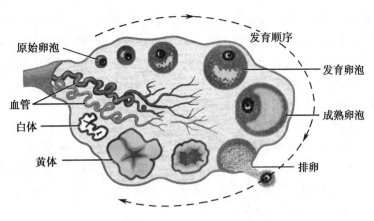

图 11-9 卵泡的发育示意图

(二)卵巢的内分泌功能

卵巢主要分泌雌激素和孕激素,此外,还可分泌抑制素和少量雄激素。

1. 雌激素的生理作用 雌激素由卵泡期内的卵泡内膜细胞和颗粒细胞所分泌,包括雌二醇、雌酮和雌三醇,以雌二醇活性最强。具体作用:①促进卵泡发育,诱导排卵前 LH 峰的出现促使排卵。②使子宫内膜发生增生期变化,血管和腺体增生,但不分泌。③促进输卵管的运动,有利于精子和卵子的运行。④刺激阴道上皮细胞增生、角化并合成大量糖原,其分解产物使阴道分泌物呈酸性,增强阴道抗菌能力。⑤促进副性征的出现和性欲的产生。⑥对代谢的影响:促进蛋白质合成,特别是促进生殖器官的细胞增殖与分化;促进骨的成熟及骨骺的愈合;促进肾小管对水和 Na^+ 的重吸收。

2. 孕激素的生理作用 孕激素由黄体期的黄体细胞分泌,以孕酮生物活性最强。孕激素的生理作用是为受精卵着床做准备并维持妊娠。具体作用:①在雌激素作用的基础上,使子宫内膜进一步增生,并出现分泌期的改变,为受精卵的生存和着床提供适宜的环境。②抑制子宫和输卵管运动,利于安胎。③促进乳腺腺泡发育,为分娩后泌乳做准备。④具有产热作用,女性基础体温在排卵日最低,排卵后可升高 0.5℃。

二、月经周期及其形成机制

女性自青春期起,除妊娠期外,在卵巢分泌激素的影响下,子宫内膜功能层发生周期性剥脱,出现每月一次的阴道流血现象,称为月经。月经周期的长短有个体差异,可为 20~40 天,平均 28 天。第一次月经一般在 12~14 岁时出现,称为月经初潮。50 岁左右月经周期停止,称为绝经。根据卵巢激素的周期性分泌和子宫内膜的周期性变化,可将月经周期分为三期。

1. 增生期(又称排卵前期或卵泡期) 从月经结束直至排卵止,即月经周期第 5~14 天。

青春期开始,女性下丘脑分泌 GnRH 增多,经垂体门脉系统作用于腺垂体,使其分泌 FSH 和 LH。FSH 促进卵泡发育的同时与 LH 配合,促使卵泡分泌雌激素。在雌激素的作用下,子宫内膜增生变厚,血管、腺体增生,但腺体不分泌。排卵前一天雌激素分泌达高峰,通过正反馈作用使 GnRH 分泌进一步增多,进而 FSH 和 LH 分泌增加,以 LH 尤为明显,产生 LH 峰,时至增生期末,卵巢内有一个卵泡发育成熟并诱发排卵。

2. 分泌期(又称排卵后期或黄体期) 从排卵结束到下次月经前,即月经周期第 15~28 天。此期,卵巢排卵后黄体生成,在 LH 作用下黄体分泌大量的孕激素和雌激素,使子宫内膜进一步增生变厚呈分泌期变化,血管扩张,腺体迂曲并分泌黏液,子宫内膜变得松软并富含营养物质,为受精卵的着床和发育做好准备。此时血中的孕激素和雌激素浓度水平很高,通过负反馈作用抑制了 GnRH、LH 和 FSH 的分泌。在此期内,若卵子受孕,黄体则发育成妊娠黄体,继续分泌孕激素和雌激素。若卵子未受孕,黄体退化,进入月经期。

3. 月经期 从月经开始到出血停止,即月经周期第 1~4 天。

此期,由于黄体萎缩退化,孕激素与雌激素浓度水平急剧下降,一方面子宫内膜失去这两种激素的支持,使子宫内膜功能层的螺旋小动脉痉挛,导致内膜脱落、出血形成月经。月经血量一般约为 50~100ml。另一方面解除对下丘脑-腺垂体的反馈抑制,又一批卵泡在 FSH 的作用下发育,新的月经周期开始了。需要强调的是,月经期内应注意经期卫生,以免因子宫内膜脱落形成创面而引发感染。

综上所述,月经周期是子宫内膜在卵巢分泌激素的影响下发生的周期性活动,是下丘脑-腺垂体-卵巢功能轴调控的结果(图 11-10)。

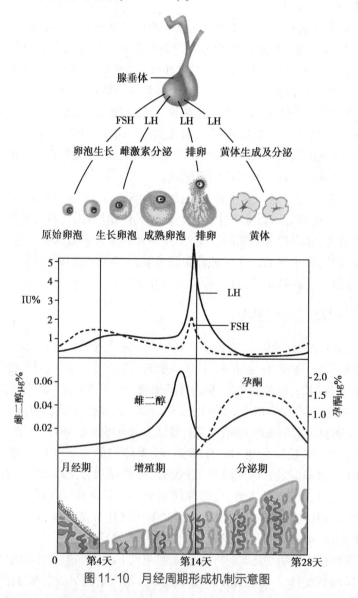

图 11-10 月经周期形成机制示意图

知识窗口

功能失调性子宫出血

功能失调性子宫出血简称功血,为妇科常见病。主要是由于神经内分泌失调引起的异常子宫出血,为非器质性疾病,一般分为无排卵型和排卵型两大类。无排卵型多见,占功血的80%~90%,常发生在青春期及更年期。表现为月经周期紊乱,经期长短不一,出血量时多时少,甚至大量出血。有时先有数周或数月停经,然后发生阴道不规则流血,持续2~3周或更长时间,不易自止。有排卵功血常发生在生育年龄,出血有周期性,有排卵但黄体功能不足,或萎缩不全,出现月经周期缩短、经期延长、血量多或经前后淋漓出血,常发生在产后、流产后,与内分泌功能尚未完全恢复有关。

(吕　昕)

 自测题

1. 糖皮质激素本身没有缩血管效应,但能加强去甲肾上腺素的缩血管作用,这称为
   A. 协同作用　　　　　B. 拮抗作用　　　　　C. 反馈作用
   D. 允许作用　　　　　E. 辅助作用

2. 呆小症和侏儒症的最大区别是
   A. 身材更矮小　　　　B. 智力低下　　　　　C. 内脏增大
   D. 肌肉发育不良　　　E. 身材上、下不匀称

3. 甲亢病人甲状腺激素过多的表现**不**包括
   A. 怕热　　　　　　　B. 心悸　　　　　　　C. 便秘
   D. 失眠　　　　　　　E. 易激动

4. 切除肾上腺引起动物死亡的原因主要是缺乏
   A. 肾上腺素　　　　　B. 去甲肾上腺素　　　C. 糖皮质激素
   D. 醛固酮　　　　　　E. 醛固酮和糖皮质激素

5. 长期大量服用糖皮质激素可引起
   A. 血中 ACTH 浓度升高　　B. 淋巴细胞数目增加　　C. 肢端肥大症
   D. 肾上腺皮质增生　　　　E. 肾上腺皮质萎缩

6. 向心性肥胖是由下列哪种激素分泌增多所致
   A. 甲状腺激素　　　　B. 甲状旁腺激素　　　C. 糖皮质激素
   D. 肾上腺素　　　　　E. 胰岛素

7. 能使血糖水平降低的激素是
   A. 生长激素　　　　　B. 甲状腺激素　　　　C. 肾上腺素
   D. 糖皮质激素　　　　E. 胰岛素

8. 关于睾丸的功能,下列**错误的**是
   A. 具有生精和内分泌两种功能
   B. 间质细胞合成和分泌雄激素
   C. 精子由生精小管内的精原细胞发育而成

D. 睾酮可促进男性生殖器官的生长发育及第二性征的出现

E. 睾丸的生精功能与内分泌功能没有任何联系

9. 一个正常的月经周期中两侧卵巢内发育成熟的卵泡有

A. 1个   B. 2个   C. 15个到20个

D. 20到30个   E. 30以上

10. 黄体形成后分泌的激素是

A. 黄体生成素   B. 雌激素   C. 孕激素

D. 雌激素和孕激素   E. 雌激素、孕激素和黄体生成素

11. 分泌突然增加而诱发排卵的激素是

A. 卵泡刺激素   B. 黄体生成素   C. 孕激素

D. 雌激素   E. 催乳素

12. 月经的发生是由于

A. 血液中雌激素和孕激素浓度升高

B. GnRH分泌增多

C. 血液中雌激素和孕激素浓度降低

D. FSH和LH的浓度升高

E. 血液中雌激素浓度降低,孕激素的浓度升高

13. 排卵后使基础体温升高0.3~0.5℃的激素是

A. 卵泡刺激素   B. 黄体生成素   C. 孕激素

D. 雌激素   E. 催乳素

14. 雌激素的生理作用是

A. 子宫内膜呈分泌期的改变,为受精卵的生存和着床提供适宜的环境

B. 抑制子宫和输卵管运动,利于安胎

C. 促进蛋白质合成,特别是促进生殖器官的细胞增殖与分化

D. 促进乳腺腺泡发育,为分娩后泌乳做准备

E. 具有产热作用

15. 孕激素的生理作用是

A. 具有产热作用,女性基础体温在排卵日最低,排卵后可升高0.5℃

B. 促进卵泡发育,促使排卵

C. 使子宫内膜发生增生期变化

D. 促进输卵管的运动,有利于精子和卵子的运行

E. 促进副性征的出现和性欲的产生

实 验 指 导

第一部分　实 验 总 论

一、生理学基础实验课的目的与基本要求

生理学是一门实验科学,生理学实验不仅是生理学研究的重要手段,也是生理学教学的重要组成部分。通过实验教学,可使学生了解一些基本的实验方法,初步掌握生理学实验的基本操作技能,学会一些人体功能活动的检查方法,验证和巩固生理学的基础理论,培养学生实事求是、严格细致的科学态度和主动积极、团结协作的良好作风,提高对事物的观察、比较、分析和综合的能力。为此要求:

1. 实验前应仔细阅读实验指导,了解本次实验的目标、原理、步骤等,并复习有关理论知识。

2. 实验时要按照实验指导和教师的指示进行操作和观察,客观、及时地记录实验现象或结果,并联系讲授内容进行思考。

3. 实验后须及时整理实验记录,分析实验结果,按照规定格式书写实验报告,按时交负责教师评阅。

二、实验报告书写要求

因实验内容不同,可以填表、叙述等形式写出报告。书写要整洁,文字应简练、通顺。首先注明班级、组别、姓名、实验日期,写出实验题目、实验目标等项目,然后着重书写实验结果以及分析和讨论。并要求:

1. 实验结果　必须凭自己观察,随时记录,如实填写。有曲线记录的,经必要注明后,剪贴在实验报告上。

2. 实验分析　根据学过的理论知识对结果进行解释及分析。如果出现非预期的结果时,应分析其可能的原因。

3. 实验结论　是从实验结果中归纳出概括性的判断,即本次实验所验证的理论概要。

三、实验室规则

1. 进入实验室必须穿工作服,携带实验指导、记录本,准时进实验室。

2. 遵守学习纪律,保持实验安静;严肃、认真、安全地进行实验,不做与本实验无关的事情。

3. 实验室的一切物品,未经教师许可,不许擅自取用或带出。

4. 各组应用的实验器材、物品,在使用前应查点清楚,不得随意与别组调换;如遇机件不灵或损坏时,应报告教师,以便及时修理或更换。

5. 节约水电及一切消耗性物品,爱护仪器和用具。损坏物品应赔偿。

6. 保持实验室整洁。公共器材和药品用毕后立即归还原处,动物尸体和废弃物应放到指定地点。

7. 实验完毕,应将实验器材、用品和实验台收拾干净,查点清楚,放还原处。各小组轮流搞好实验室的清洁卫生,关好窗户、水电,经教师检查无误后,方可离开。

四、手术器械及常用生理实验仪器介绍

(一)蛙类手术器械

1. 剪刀　粗剪刀用于剪骨和皮肤等粗硬组织;手术剪用于剪肌肉和结缔组织;眼科剪用于剪神经和血管等细软组织。

2. 镊子　手术镊子用于夹捏组织和牵提切口处的皮肤,眼科镊子用于夹捏心包和血管。

3. 金属探针用于破坏脑和脊髓。

4. 玻璃分针用于分离神经或血管等组织。

5. 锌铜弓是由锌和铜两种金属做成的镊子状器械,是生理学实验中最简单的电刺激器。当锌、铜两尖端与组织接触时,产生电流,对组织施加刺激。实验中常用它检查神经肌肉标本有无兴奋性。

6. 蛙心夹用于夹住心尖,借缚线连接于杠杆或换能器,描记心脏搏动。

7. 蛙板用于固定蛙类,有孔蛙板用于蛙微循环观察。

8. 蛙钉或蛙腿夹用于固定蛙腿。

(二)哺乳类手术器械

1. 手术刀用于切开皮肤和脏器。

2. 剪刀　粗剪刀用于剪毛;手术剪用于剪动物软组织、线和敷料;眼科剪用于剪破血管、输尿管以便插管。

3. 手术镊　有齿镊用于牵拉切口或夹捏坚韧粗厚的组织以便剥离、剪断或缝合;眼科镊用于夹捏心包和血管。

4. 止血钳钳夹血管或出血点,以达止血目的。此外,有齿的用于提起皮肤切口;无齿的用于分离皮下组织;较细小的蚊式钳适用于分离小血管及神经周围的结缔组织。

5. 动脉夹用于短时间阻断动脉血流,以便做动脉插管。

6. 气管插管　急性实验时用于插入动物气管,以保证麻醉后动物呼吸道通畅。

7. 血管插管　动脉插管用于插入动脉,连接水银检压计以记录动脉血压;静脉插管用于插入静脉,以便实验中随时向动物体内输注溶液和药物。

8. 解剖台　固定动物,以便实验操作。有兔解剖台、狗解剖台等。

(三)常用生理实验仪器

1. 记录仪器

(1)生理记录仪:或称笔录式记录仪,它配合适当的换能器和电极可将多种生理功能如肌肉舒缩、呼吸运动、血压及心电变化等描记在记录纸上,灵敏、精确、直接而方便。生理记录仪有单道仪、二道仪和多道仪之分,能同时记录两种生理变化的二道记录仪可满足一般生

理实验需要。

(2)记纹器：可记录伴有机械变化的生理实验传统仪器。根据动力的不同，可分弹簧记纹鼓和电动记纹鼓。使用时调整适当鼓速，并使描笔尖与鼓面呈相切接触。

(3)示波器：是观察和记录变化迅速而微弱的生物电现象的仪器。记录时借助附加的照相装置进行拍摄。荧光屏上的纵坐标表示电压幅度，横坐标表示时程。

(4)计算机生物信号采集处理系统：生物功能信号种类繁多，强弱不一，因此，对生物信号的观察、记录和分析变得非常复杂，往往需要借助于很多实验仪器，比如前置放大器、示波器、记录仪、刺激器等。由于计算机技术的发展，计算机生物信号采集处理系统已在生理学实验中广泛应用，替代了刺激器、放大器、示波器和记录仪等传统的仪器。生物信号采集处理系统是应用大规模集成电路、计算机硬件和软件技术开发的一种集生物信号的采集、放大、显示、处理、存储和分析于一体的仪器。该系统可替代传统的刺激器、放大器、示波器、记录仪，一机多用，功能强大，广泛地被应用于生理学、病理学、药理学实验。该系统由硬件和软件两大部分组成，硬件主要完成对各种生物电信号（如心电、肌电、脑电等）与非生物电信号（如血压、张力、呼吸等）的采集，并对采集到的信号进行调整、放大、转换，使之进入计算机。软件主要用来对已经数字化的生物信号进行显示、记录、存储、处理及打印输出，同时对系统各部分进行控制，与操作者进行人机对话。

2. 换能器和传动装置

(1)换能器：生理实验用的换能器是使非电能量转换成电能，经放大后，才能在记录仪上进行显示或记录。肌张力换能器、血压换能器、光电记滴器均很常用。

(2)杠杆：种类和式样很多，如普通杠杆，通用、万能杠杆等。装入杠杆的描笔在垂直方向应能活动自如。改变杠杆长短臂比例，即可改变记录曲线的振幅。

(3)气鼓（玛利气鼓）：是一个带侧管的金属浅圆皿，上面覆盖有橡皮薄膜，膜中央粘一小支架，架上安放描笔。常作呼吸描记用。

(4)检压计：是一U形玻管，利用管内液柱移动或带动浮标插竿上端的横置描笔，以显示或描记被测液、气压变化。水银检压计用于较高压如血压测定，水检压计用于较低压如胸膜腔内压测定。

3. 电刺激装置

(1)电子刺激器：能产生一定波形的电脉冲，以满足不同强度变率的要求；有手控单刺激、连续刺激等刺激方式的选择；能调节波幅（刺激强度）、波宽（刺激作用时间）和刺激频率。与示波器配用，设同步输出和延时装置，前者使扫描同步、波形稳定清晰，后者调节波形于荧光屏的适合位置。有些刺激器带在刺激隔离器，使输出刺激与市电源间隔离，并减少刺激伪迹。还有些刺激器备有记时、记滴等装置。

(2)刺激电极：常用的有普通电极和保护电极。前者银丝裸露少许，用以与组织接触而施加刺激；后者银丝一侧裸露少许，用于刺激在体神经干，以保护周围组织免受刺激。

(3)电磁标：反映电流的通断，用作标记。拉刺激器，作施加刺激的记号；接计时器，作记时记号；接记滴器，作滴数记号。

4. 医学机能虚拟实验室　机能学虚拟实验室是基于计算机仿真技术的网络化实验教学系统，包括以计算机仿真技术为核心的生物仿真引擎、处理因素数据、虚拟环境界面和网络化硬件平台等部分。虚拟实验采用人机交互的方式实验，具有过程仿真、虚拟现实、三维动画、智能语言特点。

在计算机系统中建立的虚拟实验环境使实验者可以像在真实的环境中一样运用各种虚拟实验器械和设备,对实验动物或标本进行虚拟操作,完成预定实验,机能学虚拟实验从功能上包括仪器介绍、手术操作、仿真实验(仿真实战、虚拟实验)、模拟测试,求知药物确定和后台数据管理、用户管理等模块。

五、常用生理盐溶液的配制

先按实验表-1配成一定浓度的基础溶液。用时按表所列容量,除 $CaCl_2$ 以外其余成分置量瓶中,加蒸馏水约 650ml 稀释,再将 $CaCl_2$ 溶液逐滴加入,边加边搅匀,以免溶液产生沉淀或混浊。最后加蒸馏水到定量刻度即可。

实验表-1 常用生理盐溶液的成分及用途表

基础溶液	林格液 (两栖类用)	蒂罗德液 (两栖类用)	生理盐水	
			两栖类	两栖类
20% NaCl	32.5ml	40.0ml	32.5ml	45.0ml
10% KCl	1.4ml	2.0ml		
10% $CaCl_2$	1.2ml	2.0ml		
1% NaH_2PO_4	1.0ml	5.0ml		
5% $MgCl_2$	—	2.0ml		
5% $NaHCO_3$	4.0ml	20.0ml		
葡萄糖	2.0(可不加)	1.0g		
加蒸馏水至	1000ml	1000ml	1000ml	1000ml

(吴　波)

第二部分　实　验

实验一　血液凝固现象的分析

【实验目的】　观察血液凝固现象,准确记录实验结果,分析血液凝固的过程。

【实验原理】　凝血酶原激活物的形成有内源性凝血和外源性凝血两条途径,由于两种途径参与凝血因子的种类与数量不同,凝固速度不同。

【实验方法】　示教、多媒体演示、虚拟实验

【实验用品】　用草酸盐制备的抗凝血液和血浆、血清、试管、试管架、滴管、吸管、烧杯、秒表、研磨组织液(兔脑浸出液)、3% $CaCl_2$ 溶液、0.9% NaCl 溶液、3% NaCl 溶液。

【实验步骤】

1. 制备抗凝血液和血浆;制备研磨组织液。

2. 取试管4支,标明号数,放置在试管架上,按实验表1-1加入各种液体,每一试管添加试剂后混匀,每20秒倾斜试管一次,观察是否凝固(若液面不随着倾斜,则表明已凝固)。准确记录凝固时间。

实验表 1-1　影响血液凝固的若干因素

试管编号	1	2	3	4
血浆（ml）	0.5	0.5	0.5	
血清（ml）				0.5
3% NaCl	2 滴			
0.9% NaCl	2 滴	2 滴		
兔脑浸出液			2 滴	2 滴
3% $CaCl_2$		2 滴	2 滴	2 滴
凝固时间（min）				

【注意事项】

1. 试管口径的大小应一致，在血量相同的情况下，口径太大凝血慢，口径太小凝血快。

2. 各试管所加物品量要准确，血浆或 $CaCl_2$ 的量过少，研磨组织液的浓度过稀，均影响血凝。

【结果分析】

准确观察实验结果填入实验表 1-2，并后进行分析。

实验表 1-2　观察项目及结果

试管编号	实验条件	凝血时间	分析
1	血浆、3% NaCl、0.9% NaCl		
2	血浆、0.9% NaCl、3% $CaCl_2$		
3	血浆、3% $CaCl_2$、兔脑浸出液		
4	血清、3% $CaCl_2$、兔脑浸出液		

【思考题】

1. 血液凝固的本质是什么？

2. 兔脑浸出液在血液凝固过程中的作用是什么？

3. 血清与血浆有何区别？

实验二　ABO 血型的鉴定

【实验目的】　学会用玻片法测定 ABO 血型，并说明注意事项；观察红细胞凝集现象，根据测定结果确定血型；加深理解血型分型依据及其在输血中的重要意义。

【实验原理】　A 抗原与抗 A 抗体相遇或 B 抗原与抗 B 抗体相遇时会发生红细胞凝集反应。根据这一原理用已知的标准血清的抗体，即 A 型标准血清含抗 B，B 型标准血清含抗 A，去测定受检者红细胞膜上未知的抗原，根据是否发生红细胞凝集反应来确定血型。

【实验方法】　技能实践。

【实验用品】　显微镜、采血针、标准抗 A 和抗 B 血清、双凹玻片、小试管、试管架、吸管、牙签、生理盐水、75% 酒精、棉球、玻璃蜡笔。

【实验步骤】

1. 取干净双凹玻片一块,用玻璃蜡笔在两端分别标明 A、B 字样。

2. 在 A 端、B 端凹面中央分别滴加抗 A 标准血清和抗 B 标准血清各一滴,注意不可混淆。

3. 消毒耳垂或指端,用消毒针刺破皮肤,滴 1~2 滴血于盛有 1ml 生理盐水的小试管中混匀,制成红细胞悬液。

4. 用吸管吸取红细胞混悬液,在双凹玻片的 A、B 二端各加一滴,分别用两根竹签使其充分混匀。放置 10~15 分钟后用肉眼观察有无凝集现象,肉眼不易分辨者用低倍显微镜观察。

5. 根据有无凝集现象判定血型(实验图 2-1)。

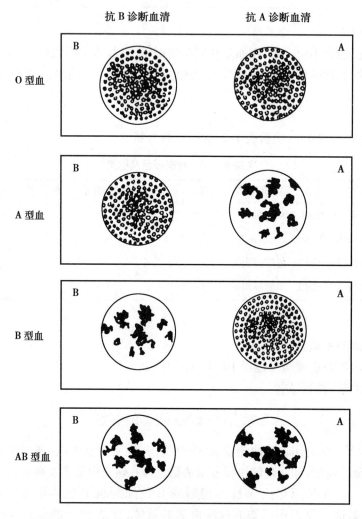

实验图 2-1 ABO 血型鉴定方法

【注意事项】

1. 采血针及皮肤必须严格消毒。以防感染。

2. 制备红细胞悬液不能过浓或过稀,以免造成假结果。

3. 滴加标准血清的滴管和作混匀用的竹签各 2 只(根),专人专用,两种标准血清绝对不能混淆。红细胞悬液加入到标准血清中时,滴管头不能接触标准血清液面。

4. 注意区别凝集现象与红细胞叠连。发生红细胞凝集时,肉眼观察呈朱红色颗粒,且液体变得清亮。肉眼分辨不清时使用低倍镜进行辨别。

【结果分析】

将实验结果填入实验表 2-1。

实验表 2-1　凝集反应结果及分析

观察项目	结果	分析
A 端(抗 A 标准血清)		
B 端(抗 B 标准血清)		

【思考题】

若无标准血清,但已知某人为 A 型或 B 型血,可否鉴定他人血型？为什么？

实验三　人体心音的听诊

【实验目的】　初步学会心音听诊的方法及听诊器的使用,熟悉心瓣膜听诊区部位;初步分辨第一心音和第二心音。并且在试验中逐步养成对受检者的尊重和关心。

【实验原理】　心音是由心肌收缩、瓣膜关闭、血流变化等多种因素引起的各种振动而产生,用听诊器可在胸前壁一定部位听到。

【实验方法】　技能实践。

【实验用品】　听诊器。

【实验步骤】

1. 确定听诊部位　受检者端坐于检查者前面暴露胸部。检查者先用肉眼观察或用手触诊受检者心尖搏动位置和范围,然后按实验图 3-1 找出四个听诊区的部位。

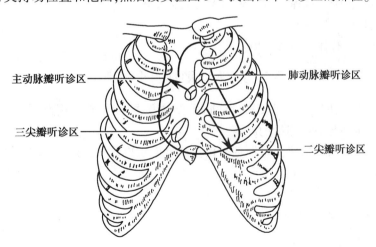

主动脉瓣听诊区　　　肺动脉瓣听诊区

三尖瓣听诊区　　　二尖瓣听诊区

实验图 3-1　各瓣膜心音听诊区

2. 听心音

(1)检查者戴好听诊器,用右手的拇指、示指和中指轻持听诊器的胸件,紧贴受试者胸壁,以与胸壁不产生摩擦为度。按照上述听诊顺序依次进行听诊。

(2)注意区分两个心音,比较在不同部位听诊时两心音的强弱。

(3)听诊内容:心率、心律、区分收缩期和舒张期。

1)二尖瓣听诊区:左侧第5肋间锁骨中线稍内侧(心尖搏动处)。

2)三尖瓣听诊区:胸骨右缘第4肋间或胸骨剑突下。

3)主动脉瓣第一听诊区:胸骨右缘第2肋间。

4)肺动脉瓣听诊区:胸骨左缘第2肋间。

【注意事项】

1. 听诊时,注意保持室内安静。

2. 听诊器耳器弯曲方向要与外耳道一致。

3. 听诊时听诊器胸件按压要适度,橡皮管不要触及他物,以免相互摩擦产生杂音,影响听诊。

4. 如呼吸影响心音时,可令受检者暂时屏气。

【结果分析】

1. 将听诊结果填入实验表3-1。

实验表3-1　听诊结果

检查项目	第一心音	第二心音
心音的特点		
最佳听诊的部位		
有无杂音		

2. 请分析第一、第二心音产生的原因。

【思考题】

1. 如何在心音听诊过程中体现对病人的人文关怀?

2. 心音是如何产生的?

3. 听诊过程中有什么注意事项?

实验四　人体动脉血压的测量

【实验目的】　初步学会间接测量动脉血压的方法,能正确使用血压器,并测出人体肱动脉的血压,分析动脉血压测量的原理。

【实验原理】　人体血压测量原理是根据从外面压迫动脉,阻断血流所必需的压力来测定的。

【实验方法】　技能实践。

【实验用品】　血压计、听诊器。

【实验步骤】

1. 熟悉血压计的结构血压计由玻璃刻度管、水银槽、袖带和橡皮充气球四部分组成。玻璃检压计上端通大气,下端通水银槽。两者之间装有开关,用时打开,使两者相通。不用时应使水银回到水银槽内,然后关闭开关,以防水银漏出。袖带是一个外包布套的长方形橡皮气囊,橡皮管分别与检压计的水银槽和橡皮充气球相通。橡皮充气球是一个带有放气阀的球状橡皮囊。

2. 测量动脉血压

（1）受试者脱去一臂衣袖,静坐 5min 以上。

（2）松开血压计上橡皮充气球的螺丝帽,驱出袖带内残留气体,然后将螺丝帽旋紧。

（3）受试者前臂平放桌上,手掌向上,使上臂与心位置等高。将袖带缠于上臂,使袖带下缘在肘横纹上 2cm 处,松紧适宜,见实验图 4-1。

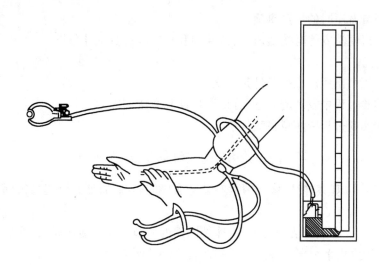

实验图 4-1　人体动脉血压测量示意图

（4）在肘窝内侧用手指触摸到肱动脉搏动后(肱二头肌肌腱稍内侧),将听诊器胸件置于搏动处。

（5）戴好听诊器。

（6）测量收缩压用右手捏动橡皮充气球,将空气充入袖带内,使血压表上的水银柱逐渐上升,直至触不到桡动脉脉搏。此时再继续充气使水银柱继续上升 20mmHg。随后用右拇指和示指转动橡皮充气球的螺丝帽开关,徐徐放气,以降低袖带内压力。在水银柱缓慢下降的同时仔细听诊。当突然听到"嘣"样的第一声时,血压表上所示水银柱的高度即是收缩压的数值。

（7）测量舒张压继续缓慢放气,声音先由弱到强,然后,突然由强变弱而后逐渐消失。在声音突然改变的一瞬间,血压表上所标示的水银柱高度即是舒张压。

【注意事项】

1. 室内必须保持安静,以利于听诊。

2. 受检者上臂位置应与心脏在同一水平上,血压计归于 0 位刻度。

3. 袖带应平整的缠绕在上臂中部,松紧、位置适宜。

4. 听诊器胸件放于肱动脉搏动处,不可用力压迫动脉,也不可放于袖带下面。

5. 动脉血压通常连测 2~3 次,以平均数值为准。如果一次没有测量准确需重复测量时,压力必须降低到 0,让受试者上臂血液流通,间隔数分钟后再测量。

6. 测量血压前受试者要保持安静,排除精神紧张等因素的影响。

7. 发现血压超出正常范围时,应让被检查者休息 10 分钟后重测。

【结果分析】

1. 将实验结果记录在实验表 4-1

实验表 4-1 测量结果

受检者姓名:	性别:		年龄(岁):	
动脉血压值(mmHg)	第1次:		第2次:	第3次:

2. 分析测量血压时的注意事项。

3. 根据全班同学安静时的血压值,按性别和年龄段进行统计分析。

【思考题】

1. 何谓血压? 血压形成的条件是什么?

2. 根据实验过程中发现的问题,分析影响动脉血压的因素。

3. 如何在实验过程中注意自我保护?

实验五 哺乳动物动脉血压的调节

【实验目的】 观察神经、体液因素对动脉血压的影响,验证心脏与血管活动的神经、体液调节机制。

【实验原理】 心血管活动受神经、体液因素的调节。动脉血压是心、血管活动的指标。通过动脉血压的变化来观察各种因素对心血管活动的影响。

【实验方法】 示教、多媒体演示、虚拟实验

【实验用品】 家兔、电脑、MS 系统、压力换能器(或虚拟实验室)、兔手术台、哺乳动物手术器械一套、电刺激器、注射器、有色丝线、动脉插管、25% 氨基甲酸乙酯、肝素、生理盐水、1:10000 肾上腺素溶液、1:10000 乙酰胆碱溶液、1:10000 去甲肾上腺素溶液。

【实验步骤】

1. 仪器准备 将压力换能器插头连接到相应的输手插座,压力腔内充满肝素液体。排除气泡后,与动脉插管相连。开机并启动 MS 系统,预热约 15 分钟。

2. 将麻醉后的家兔仰卧位固定于兔手术台上。

3. 手术步骤

(1)分离右侧颈总动脉、减压神经与迷走神经,并穿不同颜色的丝线备夹闭颈总动脉和刺激时用。兔颈部神经、血管的解剖部位(实验图 5-1)。

(2)插动脉插管:在左颈总动脉远心端穿线结扎。以动脉夹夹住动脉近心端用眼科剪刀在远心端结扎处作一斜切口,切口约为管径的一半。将充满抗凝剂的动脉插管向心脏方向插入血管,用丝线扎紧并固定。分离出股动脉,以同样方法插一玻璃套管,以备放血用。

(3)记录血压:将水银检压计的下侧管与动脉插管之主管以橡皮管相连接。向该管道注入生理盐水,使检压计的水银面上升到 100 ~ 120mmHg 的读数处。封闭动脉插管侧管,维持此压力不变,方可进行下一步实验。

打开动脉夹及见有血液自动脉内冲入动脉插管,同时检压计上的水银也随之上下移动。开动仪器装置,描出清晰的曲线。

【注意事项】

1. 每项实验需待血压恢复正常后进行,以作对照。

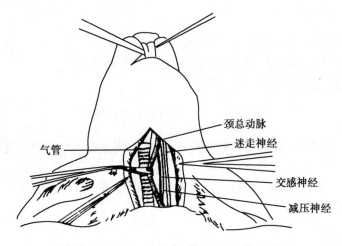

实验图 5-1 兔颈部神经、血管的解剖部位

2. 麻醉动物注意保温和观察一般情况,以防意外死亡。

3. 应用去甲肾上腺素时,注意防止血压过高造成水银冲出。

4. 手术过程中注意及时止血。

【结果分析】

1. 描绘血压变化曲线,并标以适当图解。

2. 将每项实验结果填入实验表 5-1,并加以分析解释。

实验表 5-1　观察项目及结果

实验项目	血压（mmHg）		分析
	实验前	实验后	
夹闭一侧颈总动脉			
开放动脉夹			
牵拉一侧颈总动脉			
刺激降压神经外周端			
刺激降压神经中枢端			
刺激迷走神经外周端			
静脉注射 1:10000 肾上腺素溶液 0.2ml			
静脉注射 1:10000 乙酰胆碱溶液 0.2ml			
静脉注射 1:10000 去甲肾上腺素溶液 0.2ml			
股动脉放血 20～30ml			
静脉注射生理盐水 40～60ml			

【思考题】

1. 简述减压反射在保持动脉血压相对稳定中的作用。

2. 分析、区别肾上腺素和去甲肾上腺素对心血管作用的特点。

3. 试分析失血为什么引起血压下降。

实验六　人体肺活量的测定

【实验目的】　学会人体肺活量的测量方法;了解测定肺活量的意义及肺活量的大小与体育锻炼的关系。

【实验原理】　肺的主要功能是进行气体交换,以维持正常的新陈代谢。通过测定进出肺的气体量来了解肺通气功能。

【实验方法】　技能实践。

【实验用品】　桶式或电子肺活量计、75%的酒精棉球、消毒液。

【实验步骤】

1. 桶式肺活量计测量方法

(1)先将肺活量计的外桶盛上水,水量至桶内通气管顶端下 3cm 处,将浮筒内空气排出,肺活量计的指针调到零位,关闭排气活塞。

(2)受试者用 75% 的酒精棉球将肺活量计的吹嘴进行消毒。

(3)受试者自由站立,一只手握通气管,头部略后仰尽力深吸气,直到不能再吸气后,嘴对准吹嘴缓慢尽力呼气,直到不能再呼气为止。待浮筒停稳后进行读数。连续测量三次,取最大值。

2. 电子肺活量计测量方法

(1)首先将肺活量计接上电源,按下电源开关,待液晶显示器闪烁"8888"数次后再显示"0",表明肺活量计已进入工作状态。

(2)将塑料吹嘴从消毒液中取出,插入进气软管一端,进气软管另一端旋入仪表进气口即可开始使用。

(3)受试者手握吹嘴下端,取站立位,首先尽力深吸气至最大限度,迅速捏鼻,然后嘴部贴紧吹嘴,徐徐向仪器内呼气,直至不能再呼气为止。此时,显示器上所反映的数值即为测试者的肺活量值。连续测两次,取最大值。

【注意事项】

1. 使用桶式肺活量计之前,要检查其是否漏气、漏水,平衡锤的重量是否合适。

2. 肺活量计的吹嘴,使用后都要消毒。

3. 辅导教师应注意观察,防止学生因呼吸不充分、漏气或再吸气影响测定结果。

【结果分析】

1. 将实验结果填入实验表 6-1

实验表 6-1　测量结果

受检者姓名:	性别:	年龄(岁):	
肺活量值(ml)	第1次:	第2次:	第3次:

2. 分析测量肺活量时的注意事项。

3. 根据全班同学安静时的血压值,按性别和年龄段进行统计分析。

【思考题】

1. 肺活量受哪些因素的影响? 其测定有何意义?

2. 肺活量和时间肺活量比较,哪个更能准确反映肺通气功能?

实验七　呼吸运动的调节

【实验目的】　观察 PO_2、PCO_2 及 H^+ 浓度的变化等多种因素对家兔呼吸运动的影响;加深理解这些因素对呼吸运动的调节作用。

【实验原理】　呼吸运动能够有节律地进行,并与机体代谢水平相适应,主要是由于体内外各种刺激,可以通过外周或中枢化学感受器或者直接作用于呼吸中枢,反射性地调节呼吸运动的结果。

【实验方法】　示教、多媒体演示、虚拟实验。

【实验用品】　家兔、N_2 气囊、CO_2 气囊、25% 氨基甲酸乙酯溶液、3% 乳酸溶液、0.9% NaCl 溶液、兔手术台、哺乳动物手术器材、Y 形气管插管、呼吸换能器、计算机生物信号采集处理系统。

【实验步骤】

1. 连接实验装置

(1)家兔呼吸运动记录装置的连接见实验图 7-1。将呼吸换能器固定在铁支架上,换能器的输出线接计算机生物信号处理系统第四通道(也可选择其他通道)。

(2)设置生物信号处理系统的参数。

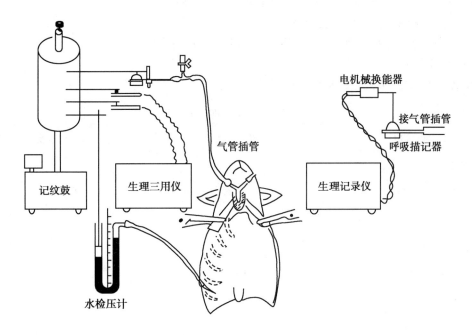

实验图 7-1　呼吸运动调节实验装置

2. 手术准备

(1)麻醉固定:家兔称重后,按 1g/kg 体重抽取 25% 氨基甲酸乙酯,由耳缘静脉注射。麻醉后将其仰卧固定在手术台上。

(2)手术:用粗剪刀剪去颈部的毛,在颈前正中切开皮肤,分离出气管做气管插管,同时分离出两侧迷走神经穿线备用,用温热生理盐水纱布覆盖术野。

(3)将气管插管一侧开口与呼吸换能器连接起来。

【观察项目】

1. 描记正常呼吸运动曲线　启动生物信号采集处理系统记录按钮,记录一段正常呼吸运动曲线。注意辨认曲线上吸气、呼气的波形方向。

2. 增加吸入气中 CO_2　将气管插管开口端与 CO_2 气囊的橡皮口相对,打开 CO_2 气囊上的螺旋开关,使一部分 CO_2 进入气管内,观察呼吸运动有何变化。

3. 降低吸入气中的 O_2　待呼吸运动曲线恢复正常后,用一只小烧杯置于气管插管开口前,将 N_2 冲入烧杯,给动物吸入含较高浓度 N_2 的空气造成缺 O_2,观察呼吸运动有何变化。

4. 增大无效腔　将气管插管开口端连接一长约 50cm 的胶管,使无效腔增大,观察对呼吸运动的影响。

5. 增加血液中 H^+ 浓度　由耳缘静脉注射 3% 乳酸溶液 0.2～0.5ml,观察呼吸运动的变化。

6. 迷走神经对呼吸运动的调节作用　分别观察剪断一侧和两侧迷走神经以后呼吸运动的变化。以中等强度的电刺激连续刺激一侧迷走神经中枢端,观察呼吸运动较切断前有何改变。

【注意事项】

1. 每个观察项目前都要有正常呼吸运动曲线作对照。

2. 麻醉剂量要适度,尽量使动物保持安静,以免影响结果。

3. 当吸入 CO_2、N_2 对呼吸运动起明显变化时,应立即停止吸入。

【结果分析】

将各项实验结果填入实验表 7-1:

实验表 7-1　观察项目及结果

检查项目	呼吸频率	呼吸幅度	分析
正常呼吸			
增加吸入气体中的 CO_2			
降低吸入气体中的 O_2			
增大解剖无效腔			
增加血液中 H^+ 浓度			
剪断一侧迷走神经			
剪断双侧迷走神经			
刺激迷走神经中枢端			

【思考题】

1. 影响呼吸运动的因素有哪些？

2. 肺牵张反射对呼吸运动有何调节？

实验八　影响尿生成的因素

【实验目标】　观察影响肾小球滤过与肾小管重吸收的若干因素对尿量的影响。

【实验原理】　肾脏的主要功能是生成尿。尿生成的过程包括：肾小球的滤过；肾小管与集合管的重吸收、分泌和排泄。本实验在急性实验条件下施加多种因素影响上述过程，并观察尿量的变化。其目的在于了解肾脏功能的一种方法及诸因素对尿生成的影响。肾小球滤过率的大小取决于有效滤过压的大小。肾小管重吸收率的大小则取决于肾小管的重吸收能力和肾小管内溶质的浓度。

【实验方法】　示教、多媒体演示、虚拟实验。

【实验用品】　电脑、MS 系统、受滴器、保护电极、铁支架、双凹夹、哺乳类动物手术器械一套（或虚拟实验室）、兔手术台、气管插管、动脉插管、膀胱插管、注射器（2ml、20ml）及针头、输液装置一套。生理盐水、肝素、20% 葡萄糖液（4ml/kg）、25% 氨基甲酸乙酯或 1% 戊巴比妥钠、1:10 000 去甲肾上腺素、呋塞米、垂体后叶素。

【实验步骤】

一、动物手术

1. 麻醉及固定　用头皮针沿耳缘静脉注入 25% 氨基甲酸乙酯（4ml/kg 体重），或 1% 戊巴比妥钠（3ml/kg 体重），推完麻醉药后接输液瓶继续缓慢输液（头皮针用动脉夹夹紧固定），待动物麻醉后将其仰卧固定于手术台上。

2. 沿颈部正中切开皮肤，分离气管并插入气管插管，结扎固定。分离右迷走神经和左颈总动脉，穿双线备用。

3. 尿液收集　尿液收集可采用膀胱插管法或输尿管插管法。

（1）膀胱插管法：在耻骨联合上方，沿正中线做 2～3cm 的皮肤切口，沿腹白线剪开腹腔，将膀胱移出体外。在膀胱顶部做一个荷包缝合，在缝线中心做一个小切口，插入膀胱插管，收紧缝线关闭切口，膀胱插管通过橡皮管与记滴装置相连。

（2）输尿管插管法：在耻骨联合上方，沿正中线做 4～5cm 的皮肤切口，沿腹白线剪开腹腔暴露膀胱，用手轻轻拉出并向下翻转膀胱，在其底部找到双侧输尿管，用线在双侧输尿管近膀胱处分别进行结扎。在结扎部位上方各剪一斜口，将两根充满生理盐水的细输尿管插管向肾的方向分别插入输尿管内，然后用线结扎固定。手术完毕，用 38℃ 盐水纱布覆盖切口，将两根细插管并在一起与记滴装置相连。

4. 左颈总动脉插管　压力换能器接 2 通道输入插座，另一端接动脉插管（内充满肝素液）。用线结扎左颈总动脉近头端，用动脉夹夹闭近心端，左手牵结扎线，在结扎处下方剪一小斜口，插入动脉插管，用线结扎固定。放开动脉夹，观察血压和尿量。

5. 股动脉插管　在腹股沟用手指轻摸到股动脉搏动处，顺血管方向切开皮肤 4～5cm，分离股动脉，然后以同样方式插入动脉套管（内含抗凝剂），以备放血用。

二、仪器准备

1. 将液滴信号引导线连到仪器的输入插座，另一端接受滴器。

2. 开机并启动 MS 系统，预热约 15 分钟。

3. 虚拟实验室。

三、观察项目

1. 记录正常尿量和血压。

2. 静脉中速注射 37℃ 生理盐水 20ml,观察并记录尿量和血压的变化。

3. 间歇(F5)电刺激右迷走神经近心端(血压偏低时可暂时将刺激电极移开神经),使血压维持在 50mmHg 约 5~10 秒,观察并记录尿量和血压的变化。

4. 静脉注射 20% 葡萄糖液 5ml,观察并记录尿量和血压的变化。

5. 静脉注射 1:10000 去甲肾上腺上腺素 0.5ml,观察并记录尿量和血压的变化。

6. 静脉注射呋塞米 0.5ml(5mg/kg 体重),观察并记录尿量和血压的变化。

7. 将输液瓶内液弃去,换垂体后叶素 6ml(2 单位),缓慢滴注(8 滴/分,如:血压升高则减慢速度),观察并记录尿量和血压的变化。

8. 从股动脉插入的套管放血,当血压下降到 6.6kPa 左右,观察并记录尿量和血压的变化。

9. 迅速补充生理盐水,观察并记录尿量和血压的变化。

10. 实验完毕,按 Esc 并选定"实验结束"则退出实验。

11. 重显及打印:实验结束后,按"基本操作"的方法进行资料重显,并把所需的图形结果打印出来。用 F3 测量各项目前后的尿生成量(滴/分)。

【注意事项】

1. 本实验项目多、损伤大,故需选用体质强壮的家兔。实验前给家兔多喂新鲜蔬菜,以保证实验中有足够的尿量。

2. 手术操作应轻柔,避免出现损伤性尿闭。剪开腹膜时避免损伤内脏。输尿管插管一定要插入管腔内,不要误入管壁的肌层与黏膜间。

3. 本实验有多次静脉注射,应注意保护耳缘静脉。静脉穿刺从耳尖开始,逐步移向耳根。

4. 每进行一项实验,均应等待血压和尿量基本恢复到对照值后再进行。

5. 注意术中止血,麻醉动物注意保温和观察一般情况,以防意外死亡。

【结果分析】

1. 将各项实验结果填入实验表 8-1:

实验表 8-1 观察项目及结果

观察项目	尿量	血压	分析
正常的尿量和血压			
注射 37℃ 生理盐水			
刺激右迷走神经近心端			
静脉注射 20% 葡萄糖液			
静脉注射去甲肾上腺素			
注射呋塞米			
静脉滴注垂体后叶素			
股动脉大量放血			

2. 结果分析

(1)分析上述实验中引起尿量增多的机制各是什么。

(2)分析、讨论去甲肾上腺素和血管升压素对血压和尿量的影响。

(3)试分析失血为什么引起尿量减少。

【思考题】

1. 机体是如何调节泌尿活动的?

2. 比较渗透性利尿和水利尿的区别。

实验九　瞳孔对光反射及瞳孔近反射

【实验目的】　学会瞳孔对光反射和近反射检查方法,了解其生理意义。

【实验原理】　强光照射眼时,瞳孔缩小,在强光离开眼后则散大,瞳孔这种随光线强弱而改变大小的反应称为瞳孔对光反射。瞳孔对光反射是双侧性的,中枢在中脑,临床上常把它作为判断中枢神经系统病变部位、麻醉的深度和病情危重程度的重要指标。看近物体时出现瞳孔缩小,称为瞳孔近反射或瞳孔调节反射。

【实验方法】　课堂边学边练

【实验用品】　手电筒、遮光板

【实验步骤】

1. 瞳孔对光反射

(1)直接对光反射:受试者坐在较暗处,检查者先观察受试者两眼瞳孔大小,然后用手电筒照射受试者一眼,可见其瞳孔缩小;停止照射,瞳孔恢复原状。

(2)间接对光反射:用遮光板将受试者两眼视野分开,检查者用手电筒照射一眼,可见另一眼瞳孔也缩小(这种现象称为互感反应)。

2. 瞳孔近反射　受试者注视正前方远处某一物体,观察其瞳孔大小;让受试者目不转睛地注视物体由远处迅速移至眼前,观察其瞳孔的变化,并注意两眼球会聚现象。

【注意事项】

1. 受试者应注视 5m 远以外处,不可注视灯光,避免影响检查结果。

2. 当目标由远移近时,受试者眼睛必须始终注视目标。

3. 瞳孔大小可参考下列数值:正常瞳孔的平均直径在 $2.5 \sim 4.0$mm 之间,小于 2mm 为瞳孔缩小,大于 5mm 为瞳孔扩大。

【思考题】

1. 瞳孔对光反射和瞳孔近反射各有何意义?

2. 为什么瞳孔对光反射是双侧的?

实验十　色觉功能检查

【实验目的】　检查眼的辨色能力,学会检查色盲的方法。

【实验原理】　色觉是视锥细胞的功能,可用色盲检查图检查色觉是否正常。

【实验方法】　课堂边学边练

【实验用品】　色盲检查图。

【实验步骤】

在明亮、均匀的自然光线下,检查者向受试者逐页展示色盲图,让受试者尽快回答所见的数字或图形,注意受试者回答是否正确、时间是否超过 30 秒。若有错误,可查阅色盲图中说明,确定受试者色盲的类型。

【注意事项】

1. 在充足、均匀的自然光线下进行,不宜在直射日光或灯光下检查,以免影响检查结果。

2. 色盲检查图与受试者眼睛的距离以 30cm 左右为宜。

3. 读图速度越快越好,速度太慢影响检查结果,以致对色弱者不易检出。一般 3 秒左右可得答案,最长不超过 10 秒。

【思考题】 色盲检查的临床意义?

实验十一 声波的传导途径

【实验目的】 比较气传导、骨传导的听觉效果和传导途径,初步学会鉴别听力障碍的方法。

【实验原理】 声波经外耳道引起鼓膜振动,再经听骨链和卵圆窗进入耳蜗的传导途径称为气传导(简称气导)。声波直接引起颅骨振动,再引起耳蜗内淋巴振动的传导途径称为骨传导(简称骨导)。正常人气传导的效率大大超过骨传导,但气传导途径发生障碍时,骨传导仍可进行,甚至加强。借此来鉴别听力障碍。

【实验方法】 课堂边学边练

【实验用品】 音叉(频率 256 次/秒或 512 次/秒)、橡皮锤、棉球、秒表。

【实验步骤】

1. 气导、骨导比较试验(任内试验 Rinne's test)

(1)室内安静,受试者端坐,检查者用橡皮锤敲响音叉后,立即将音叉柄置于受试者颞骨乳突部。此时受试者可听到音叉响声,以后声音逐渐减弱。当受试者听不到声音时,立即将音叉移至同侧外耳道口,则受试者又可重新听到声音,直到听不到为止。记下骨导与气导的时间。

(2)先置音叉于外耳道口,当听不到响声时再移音叉至颞骨乳突部,此时受检者也听不到声音。

正常人气导优于骨导,气导时间比骨导时间长约 2 倍,此称气导、骨导比较试验阳性。

(3)模拟气导障碍实验:用棉球塞住同侧耳孔,重复上述实验步骤。结果气导时间比骨导时间短,此称气导、骨导比较试验阴性。

2. 骨导偏向试验(韦伯试验 Weber's test)

(1)将振动的音叉柄置于受试者的额部正中,询问此时受试者两耳所听到的声音强度是否相同。正常人两耳所听到的声音强度相同,感觉声音位于正中。

(2)模拟气导障碍实验:用棉球塞住一侧耳孔,重复上述实验,此时被塞侧耳听到的声音强度较未塞侧耳要响。

【注意事项】

1. 保持室内安静的环境。

2. 橡皮锤敲击音叉的叉枝顶端 1/3 处,用力适中,不能在坚硬物体上敲打。

3. 音叉放置于外耳道口约 1～2cm，不要触及耳廓或头发，并使音叉振动的方向正对外耳道口。

【思考题】

1. 气传导和骨传导有何不同？

2. 临床上如何鉴别传音性耳聋和感音性耳聋？

附录　自测题参考答案

第一章

1. A　　2. C　　3. B　　4. E　　5. B　　6. D　　7. D　　8. C　　9. B　　10. C
11. D　　12. C

第二章

1. A　　2. A　　3. C　　4. E　　5. B　　6. A　　7. D　　8. B　　9. E　　10. B
11. B　　12. C　　13. C　　14. B　　15. A　　16. C　　17. D　　18. E　　19. E　　20. B
21. A　　22. E

第三章

1. E　　2. C　　3. B　　4. C　　5. D　　6. D　　7. D　　8. C　　9. C　　10. A
11. B　　12. A　　13. D　　14. A　　15. C　　16. C　　17. B　　18. C　　19. D　　20. D

第四章

1. E　　2. B　　3. D　　4. C　　5. D　　6. B　　7. C　　8. C　　9. A　　10. A
11. B　　12. A　　13. D　　14. D　　15. B　　16. A　　17. C　　18. E　　19. C　　20. B
21. A　　22. D　　23. C　　24. B　　25. C　　26. C

第五章

1. C　　2. C　　3. A　　4. A　　5. D　　6. E　　7. B　　8. B　　9. C　　10. C
11. D　　12. B　　13. B　　14. D　　15. B　　16. A　　17. C　　18. D　　19. B　　20. A

第六章

1. D　　2. B　　3. D　　4. D　　5. D　　6. D　　7. C　　8. D　　9. E　　10. D
11. A

第七章

1. A　　2. B　　3. C　　4. D　　5. B　　6. D　　7. B　　8. C　　9. C　　10. B
11. A

第八章

1. A　　2. B　　3. B　　4. D　　5. D　　6. C　　7. C　　8. A　　9. D　　10. C

| 11. A | 12. D | 13. D | 14. B | 15. C | 16. B | 17. A | | | |

第九章

| 1. D | 2. D | 3. E | 4. B | 5. E | 6. A | 7. D | 8. D | 9. C | 10. A |
| 11. C | 12. E | 13. C | 14. C | 15. E | 16. C | 17. E | 18. C | 19. D | 20. B |

第十章

1. E	2. D	3. B	4. C	5. D	6. E	7. D	8. C	9. B	10. A
11. E	12. C	13. D	14. E	15. E	16. D	17. C	18. E	19. C	20. A
21. E	22. B	23. B	24. B	25. E	26. A				

第十一章

| 1. D | 2. B | 3. C | 4. C | 5. E | 6. C | 7. E | 8. E | 9. A | 10. D |
| 11. B | 12. C | 13. C | 14. C | 15. A | | | | | |

教　学　大　纲

一、课程性质

生理学基础是中等卫生职业教育护理、助产专业一门重要的专业核心课程。本课程的主要内容是介绍正常人体及其各器官系统生命活动规律或功能。本课程的任务是研究生命活动的现象、过程、机制、影响因素及其在整体活动中的意义,使学生认识和理解人体主要器官、系统的功能及其发生过程等,为学生后续医学课程学习和继续教育奠定基础。本课程的先修课程包括解剖学基础,同步和后续课程包括药物学基础、护理学基础、内科护理、外科护理、妇产科护理等。

二、课程目标

通过本课程的学习,学生能够达到下列要求
（一）职业培养目标
1. 具有严谨的、科学的工作作风,良好的合作能力。
2. 具有基本的健康指导能力。
3. 具有规范的服务意识和优秀的职业素养。
（二）专业知识和技能目标
1. 了解生理学的研究方法和发展简史。
2. 掌握主要器官和系统的生理功能。
3. 熟悉生命活动的发生过程。
4. 能熟练运用生理学理论知识解释一些生理现象和简单的临床疾病。
5. 学会生理学基本的实践操作方法。

三、教学时间分配

内容	学时		
	理论	实践	合计
一、绪论	2		2
二、细胞的基本功能	2		2
三、血液	3	1	4
四、血液循环	6	2	8

续表

内容	学时		
	理论	实践	合计
五、呼吸	3	1	4
六、消化和吸收	3		3
七、能量代谢和体温	1	1	2
八、肾脏的排泄功能	2	1	3
九、感觉器官	1	1	2
十、神经系统	3	1	4
十一、内分泌	2		2
机动*	3	1	4
合计	28	8	36

* 未计入总学时,各学校根据实际情况灵活处理。

四、课程内容和要求

单元	教学内容	教学要求	教学活动参考	参考学时	
				理论	实践
一、绪论	(一)生理学简介	了解	理论讲授	2	
	1. 生理学的概念和研究内容		多媒体演示		
	2. 生理学的研究方法		案例分析		
	(二)生命活动的基本特征	掌握	问题讨论		
	1. 新陈代谢		情景教学		
	2. 兴奋性				
	3. 生殖				
	(三)人体生理功能的调节				
	1. 人体与环境	掌握			
	2. 人体功能调节的方式	熟悉			
	3. 人体功能调节的反馈作用	熟悉			
二、细胞的基本功能	(一)细胞膜的物质转运功能	熟悉	理论讲授	2	
	1. 单纯扩散		多媒体演示		
	2. 易化扩散		自主学习		
	3. 主动转运				
	4. 入胞和出胞				
	(二)细胞的生物电现象	熟悉			
	1. 静息电位				
	2. 动作电位				

续表

单元	教学内容	教学要求	教学活动参考	参考学时 理论	参考学时 实践
二、细胞的基本功能	(三)肌细胞的收缩功能	自学			
	1. 骨骼肌的收缩原理				
	2. 骨骼肌的兴奋-收缩耦联				
	3. 骨骼肌的收缩形式				
三、血液	(一)概述		理论讲授	3	
	1. 血液的组成	熟悉	多媒体演示		
	2. 血液的理化特性	了解	问题讨论		
	(二)血浆		案例分析		
	1. 血浆的成分及其作用	了解	情景教学		
	2. 血浆渗透压	掌握			
	(三)血细胞	掌握			
	1. 红细胞				
	2. 白细胞				
	3. 血小板				
	(四)血液凝固与纤维蛋白溶解				
	1. 血液凝固	熟悉			
	2. 纤维蛋白溶解	熟悉			
	(五)血量与血型				
	1. 血量	了解			
	2. 血型	掌握			
	实验一　血液凝固现象的分析	学会	技能实践		1
	实验二　ABO 血型的鉴定	熟练掌握			
四、血液循环	(一)心脏生理		理论讲授	6	
	1. 心脏的泵血功能	掌握	多媒体演示		
	2. 心肌细胞的生物电现象	熟悉	问题讨论		
	3. 心肌的生理特性	熟悉	案例分析		
	(二)血管生理		角色扮演		
	1. 血流量、血流阻力和血压	熟悉			
	2. 动脉血压和动脉脉搏	掌握			
	3. 静脉血压和静脉血流	熟悉			
	4. 微循环	熟悉			

单元	教学内容	教学要求	教学活动参考	参考学时 理论	参考学时 实践
四、血液循环	5. 组织液生成和淋巴循环	熟悉			
	(三)心血管活动的调节				
	1. 神经调节	掌握			
	2. 体液调节	熟悉			
	3. 社会心理因素对心血管活动的影响	了解			
	(四)器官循环	自学			
	1. 冠脉循环				
	2. 肺循环				
	3. 脑循环				
	实践：		技能实践		2
	实验三　人体心音的听诊	学会			
	实验四　人体动脉血压测量	熟练掌握			
	实验五　哺乳动物动脉血压的调节	学会			
五、呼吸	(一)肺通气	掌握	理论讲授	3	
	1. 肺通气的原理		多媒体演示		
	2. 肺容量和肺通气量	了解	问题讨论		
	(二)气体的交换和运输		案例分析		
	1. 气体的交换	熟悉	情景教学		
	2. 气体在血液中的运输				
	(三)呼吸运动的调节				
	1. 呼吸中枢				
	2. 呼吸运动的反射性调节	掌握			
	实践：		技能实践		1
	实验六　人体肺活量的测定	学会			
	实验七　呼吸运动的调节	学会			
六、消化和吸收	(一)消化管各段的消化功能		理论讲授	3	
	1. 口腔内消化	了解	多媒体演示		
	2. 胃内消化	掌握	案例分析		
	3. 小肠内消化		问题讨论		
	4. 大肠的功能	了解	角色扮演		
	(二)吸收				

续表

单元	教学内容	教学要求	教学活动参考	参考学时	
				理论	实践
六、消化和吸收	1. 吸收的部位	熟悉			
	2. 主要营养物质的吸收	了解			
	(三)消化器官活动的调节	熟悉			
	1. 神经调节				
	2. 体液调节				
	3. 社会心理因素对消化功能的影响				
七、能量代谢和体温	(一)能量代谢		理论讲授 多媒体演示 问题讨论 案例分析 角色扮演	1	1
	1. 机体能量的来源与去路	熟悉			
	2. 影响能量代谢的因素	掌握			
	3. 基础代谢率				
	(二)体温				
	1. 人体正常体温及生理变化	掌握			
	2. 人体的产热与散热				
	3. 体温调节	了解			
八、肾脏的排泄功能	(一)概述		理论讲授 多媒体演示 案例分析 问题讨论	2	
	1. 排泄的概念和途径	熟悉			
	2. 肾脏的基本功能	了解			
	(二)尿的生成				
	1. 尿量、尿液的理化特性及成分	熟悉			
	2. 尿生成的过程	掌握			
	3. 影响和调节尿生成的因素	熟悉			
	(三)尿的贮存和排放	了解			
	1. 尿的贮存				
	2. 排尿反射				
	实践: 实验八　影响尿生成的因素	学会			1
九、感觉器官	(一)概述	了解	理论讲授 多媒体演示 案例分析 问题讨论	1	
	1. 感受器和感觉器官的概念				
	2. 感受器的一般生理特性				
	(二)视觉器官				
	1. 眼折光系统的功能	熟悉			

单元	教学内容	教学要求	教学活动参考	参考学时 理论	参考学时 实践
九、感觉器官	2. 眼感光系统的功能				
	3. 与视觉有关的几种生理现象	了解			
	(三)位置觉、听觉器官				
	1. 外耳和中耳的传音功能	熟悉			
	2. 内耳耳蜗的感音功能	了解			
	3. 内耳前庭器官的位置觉功能				
	实践:	学会			1
	实验九　瞳孔对光反射及瞳孔近反射				
	实验十　色觉功能检查				
	实验十一　声波的传导途径				
十、神经系统	(一)反射活动的一般规律		理论讲授	3	1
	1. 神经元和神经纤维	熟悉	多媒体演示		
	2. 神经元间的信息传递		问题讨论		
	(二)神经系统的感觉功能		案例分析		
	1. 丘脑及其感觉投射系统	熟悉	情景教学		
	2. 大脑皮质的感觉分析功能	了解			
	3. 痛觉	掌握			
	(三)神经系统对躯体运动的调节				
	1. 脊髓对躯体运动的调节	掌握			
	2. 脑干对躯体运动的调节	了解			
	3. 小脑对躯体运动的调节	熟悉			
	4. 大脑皮质对躯体运动的调节	了解			
	(四)神经系统对内脏功能的调节				
	1. 自主神经系统的特征	了解			
	2. 自主神经的递质与受体	掌握			
	3. 自主神经系统的功能	熟悉			
	(五)脑的高级功能	自学			
	1. 条件反射				
	2. 脑电图				
	3. 觉醒与睡眠				

续表

单元	教学内容	教学要求	教学活动参考	参考学时 理论	参考学时 实践
十一、内分泌	（一）概述	了解	理论讲授	2	
	1. 内分泌系统和激素的概念		多媒体演示		
	2. 激素的化学分类		问题讨论		
	3. 激素作用的一般特征		案例分析		
	（二）下丘脑与垂体				
	1. 下丘脑与垂体的联系	了解			
	2. 腺垂体	熟悉			
	3. 神经垂体				
	（三）甲状腺				
	1. 甲状腺激素的生理作用	掌握			
	2. 甲状腺激素分泌的调节	了解			
	3. 甲状旁腺和甲状腺 C 细胞	熟悉			
	（四）肾上腺				
	1. 肾上腺皮质	掌握			
	2. 肾上腺髓质	熟悉			
	（五）胰岛				
	1. 胰岛素	掌握			
	2. 胰高血糖素	了解			
	（六）睾丸	了解			
	1. 睾丸的生精功能				
	2. 睾丸的内分泌功能				
	（七）卵巢	熟悉			
	1. 卵巢的功能				
	2. 月经周期及其形成机制				

五、说明

（一）教学安排

本教学大纲主要供中等卫生职业教育护理、助产专业教学使用，第二学期开设，总学时 36 学时，其中理论教学 28 学时，实践教学 8 学时，机动 4 学时，并通过自学和网络增值服务进行知识拓展。学分为 2 学分。

（二）教学要求

1. 本课程对理论部分教学要求分为掌握、熟悉、了解 3 个层次。"掌握"是指学生对所

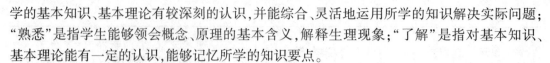
学的基本知识、基本理论有较深刻的认识,并能综合、灵活地运用所学的知识解决实际问题;"熟悉"是指学生能够领会概念、原理的基本含义,解释生理现象;"了解"是指对基本知识、基本理论能有一定的认识,能够记忆所学的知识要点。

2. 本课程重点突出以岗位胜任力为导向的教学理念,在实践技能方面分为熟练掌握、学会和示教 3 个层次。"熟练掌握"是指能独立、规范的完成基本的生理学实验的操作;"学会"是指在教师的指导下能初步地实施生理学的基本操作;"示教"是通过教师操作或模拟实验主要让学生观察实验结果,加深对理论知识的理解。

（三）教学建议

1. 本课程依据护理岗位的工作任务、职业能力要求,强化理论实践一体化,突出"做中学、做中教"的职业教育特色,根据培养目标、教学内容和学生的学习特点以及职业资格考核要求,提倡案例教学、情景教学、角色扮演、动画演示、问题讨论等方法,并借助学生自主学习、网络增殖服务等教学组织形式有机结合。

2. 在教学过程中,教师要尽可能运用多种教学方法,培养学生对生理学学习的兴趣,激发学生学习的自觉性和积极性。理论与实践相结合,注重培养学生的动手能力以及观察问题、分析问题和解决问题的能力。并在教学中应积极运用多种教学手段(多媒体演示、示教等),把抽象的知识尽可能形象化,提高教学效果。

3. 在教学过程中,要注意改革考试考核方法,可通过课堂提问、作业、平时测验和考试等多种形式对学生的职业素养、专业知识和技能进行综合考评。应体现评价主体、评价过程、评价方式的多元化。评价内容不仅关注学生对知识的理解和技能的掌握,更要关注知识的护理临床实践运用与解决实际问题的能力水平,重视护士职业素质的形成。

中英文名词对照索引

M

| 脉压 | pulse pressure | 52 |
| 每搏输出量 | stroke volume | 44 |

N

| 内环境 | internal environment | 4 |
| 能量代谢 | energy metabolism | 95 |

P

| 排泄 | excretion | 103 |

R

| 入胞 | endocytosis | 12 |

S

射血分数	ejection fraction	44
肾糖阈	renal glucose threshold	108
肾小球滤过率	GFR	107
渗透性利尿	osmotic diuresis	111
生理学	physiology	1
生殖	reproduction	4
收缩压	systolic pressure	52
舒张压	diastolic pressure	52
顺应性	compliance	71

T

| 体温 | body temperature,T | 99 |

W

| 微循环 | microcirculation | 55 |
| 稳态 | homeostasis | 4 |

X

吸收	absorption	81
消化	digestion	81
心电图	electrocardiogram,ECG	47
心动周期	cardiac cycle	42
心率	heart rate	42
心输血量	cardiac output	44
心指数	cardiac index	44
新陈代谢	metabolism	2
兴奋	excitation	3
兴奋性	excitability	3

参 考 文 献

1. 朱大年,王庭槐.第 8 版.北京:人民卫生出版社,2013.
2. 朱大年.生理学.第 7 版.北京:人民卫生出版社,2008.
3. 彭波.生理学.北京:人民卫生出版社,2014.
4. 彭波,李茂松.生理学.第 2 版.北京:人民卫生出版社,2008.
5. 郭争鸣,冯志强.生理学.北京:人民卫生出版社,2005.
6. 王维智,蒋劲涛.解剖生理学基础.第 2 版.北京:人民卫生出版社,2008.
7. 王维洛.人体解剖生理学.北京:人民卫生出版社,2007.
8. 甘声华.生理学.第 3 版.北京:人民卫生出版社,2002.
9. 白波,王福青.生理学.第 7 版.北京:人民卫生出版社,2014.
10. 白波,高明灿.生理学.第 6 版.北京:人民卫生出版社,2010.
11. 杨壮来.人体结构学.北京:人民卫生出版社,2010.
12. 朱艳平,余庆皋.人体功能学.长沙:湖南科技出版社,2011.